Kochen mit Kick!

ist ein Buch der UEFA, entstanden in Zusammenarbeit mit
der World Heart Federation und der Europäischen Kommission,
und erscheint im Verlag falkemedia e.K.

ISBN-13: 978-3-9811171-0-3
1. Auflage 2008

Autor: Russell Stevens

Verlag: falkemedia e.K.
An der Halle 400 #1
leserservice@falkemedia.de
24143 Kiel, Deutschland
www.falkemedia.de

Printed in Germany

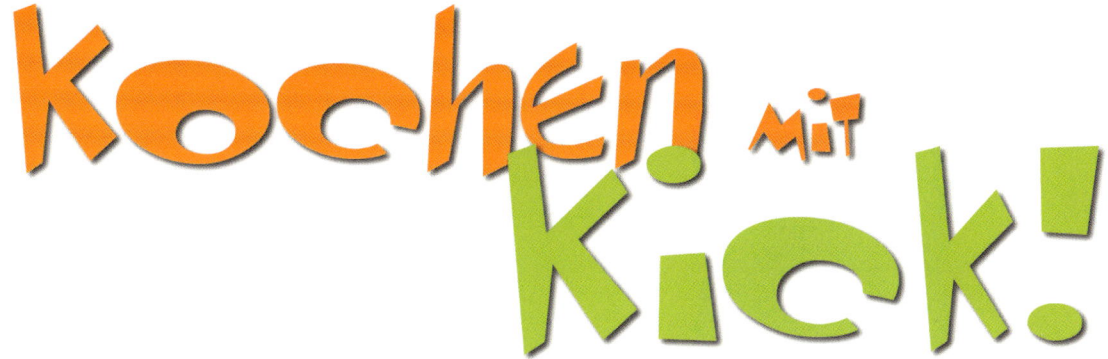

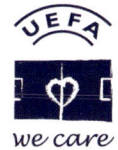

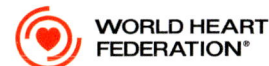

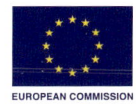

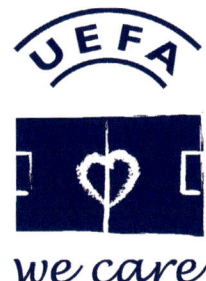

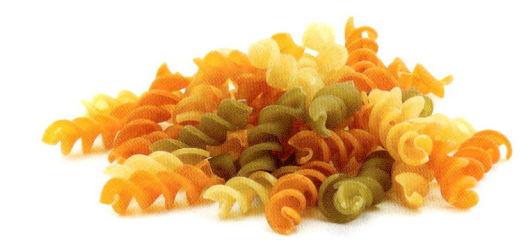

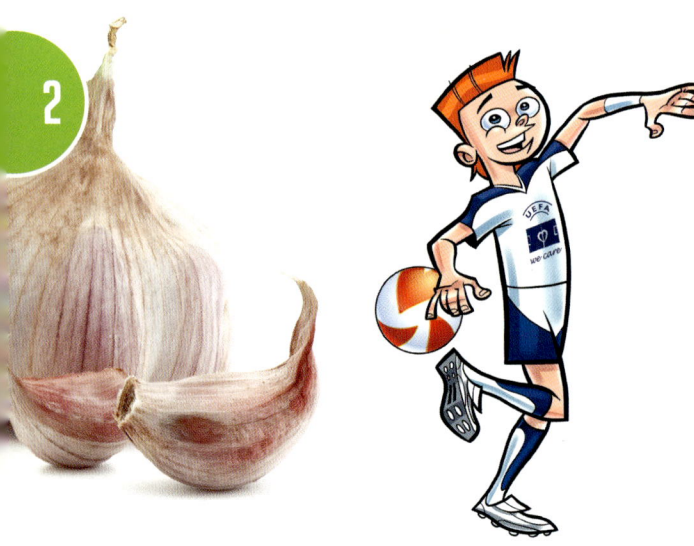

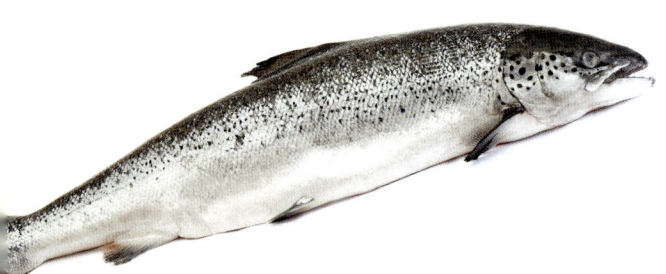

Die Gesundheit der Menschen in Europa ist ein wichtiges Anliegen für jeden, dem die Zukunft des Kontinents und die Lebensqualität seiner Einwohner am Herzen liegen.

Die Gesundheit unserer Bevölkerung beeinflusst auch die Entwicklung im Fußball, da sie über die Auswahl an zukünftigen Sportlern und über das Niveau in unserem Sport bestimmt.

So wie Technologie und wirtschaftliche Entwicklung unser Leben verändert und verbessert haben, ist auch die Art unserer Krankheiten nicht mehr die gleiche.

Die größte Gefahr für unsere Gesundheit liegt nicht mehr darin, uns irgendwo anzustecken, sondern in unserer eigenen Wahl, indem wir entscheiden, was wir essen und trinken oder ob wir rauchen – und auch in der Angewohnheit, einen Großteil unserer Zeit im Sitzen zu verbringen.

Im 21. Jahrhundert muss die Beherrschung dieser Gefahren zum Schutz unserer Gesundheit oberste Priorität bekommen. Dies stellt eine große Herausforderung dar – doch der Fußball hilft Europa bereits, diese anzunehmen.

Als populärste Sportart der Welt trägt der Fußball wesentlich zur Gesundheit und Fitness der Bevölkerung bei. Die 23 Millionen registrierten Fußballerinnen und Fußballer in Europa stellen nur einen Bruchteil der Europäer dar, die sich aus Begeisterung für den Sport zu regelmäßiger Bewegung motivieren lassen.

Die Bedeutung des Fußballs für die Fitness ist noch größer geworden, seit Beruf und Fortbewegung weniger körperliche Anstrengung verlangen. Da Übergewicht und Fettleibigkeit weiter in alarmierendem Maße zunehmen, ist sportliche Aktivität nicht nur eine Frage von Lebensart oder Freizeitbeschäftigung, sondern unerlässlich für die Erhaltung der Gesundheit und die Bewahrung des wirtschaftlichen Wachstums.

Für die Fitness ist Bewegung jedoch nur die halbe Miete. Wenn nicht auf die Ernährung geachtet wird, kann die körperliche Betätigung alleine nur wenig gegen die Zunahme von Übergewicht und Fettleibigkeit ausrichten.

Da Familien heutzutage weniger Zeit zum Kochen und gemeinsamen Essen haben, sind die Kochkünste unserer Mütter und Großmütter nicht mehr der generelle Standard für unser bevorzugtes Essen, und unsere reichhaltigen und vielseitigen kulinarischen Traditionen treten hinter einfacheren, aber weniger gesunden Alternativen zurück.

Fußballstars haben einen großen Einfluss auf die Ausrichtung populärer Geschmacksrichtungen und Vorlieben, vor allem bei jungen Menschen. Mit dieser Macht ist aber auch die Verantwortung verbunden, als Vorbild zu handeln.

Wir hoffen, dass dieses Buch das Potenzial des Fußballs zur Förderung bewusster Ernährung, die unsere Spieler zu so starken und gesunden Sportlern gemacht hat, weiter stärkt und bei der Beseitigung des Ungleichgewichts in der Ernährung hilft, das für die Gesundheitsprobleme, die unsere Zukunft bedrohen, mitverantwortlich ist.

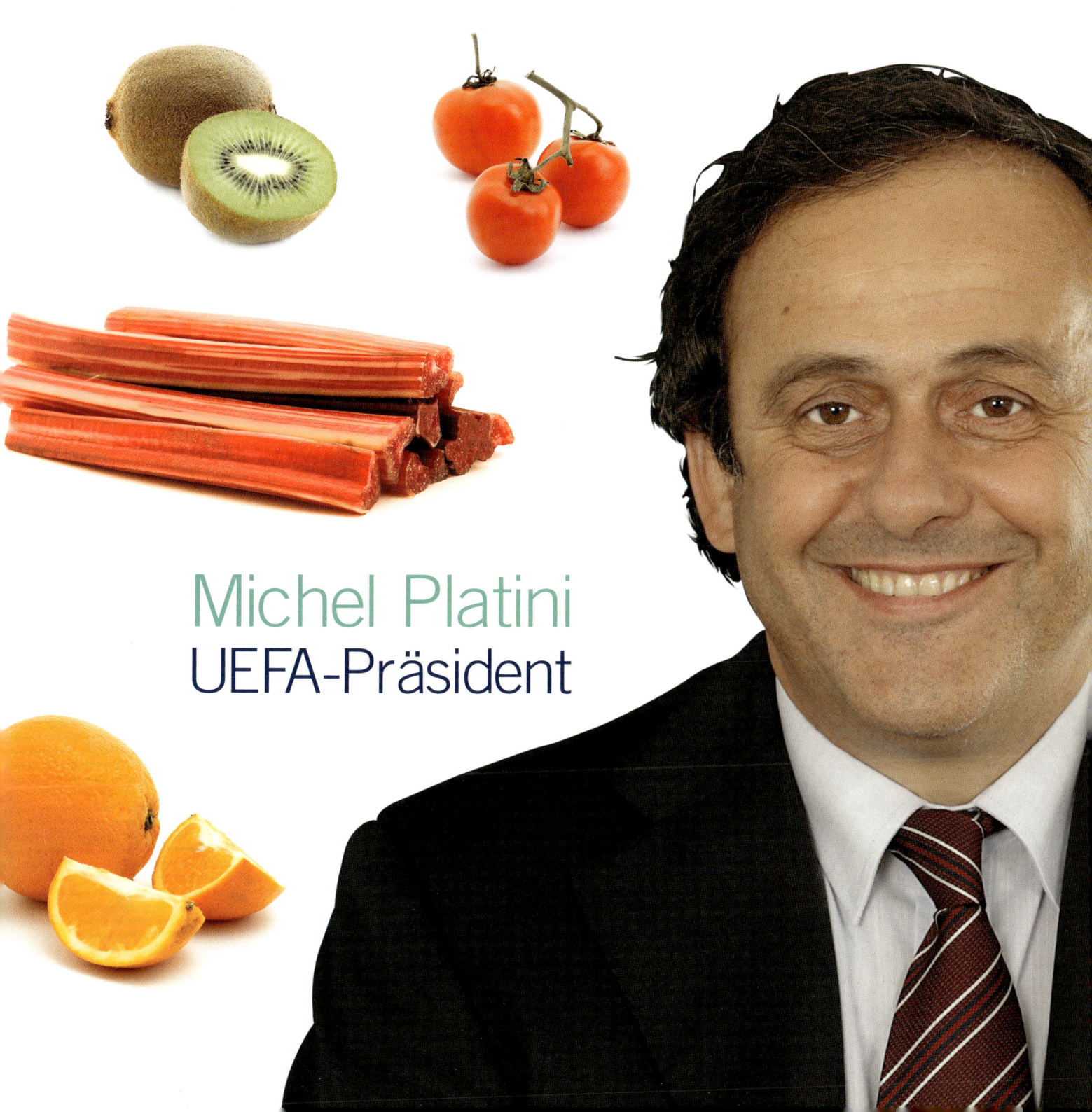

Michel Platini
UEFA-Präsident

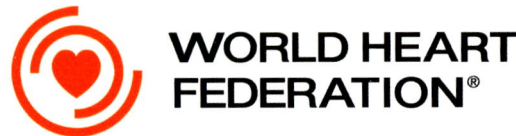

WORLD HEART FEDERATION®

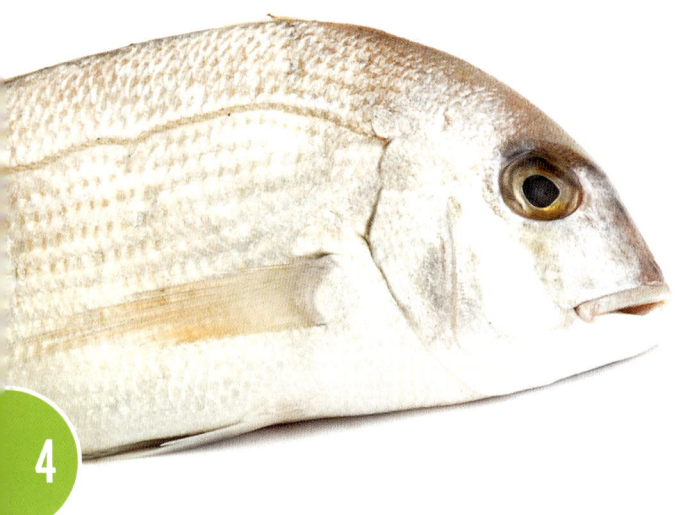

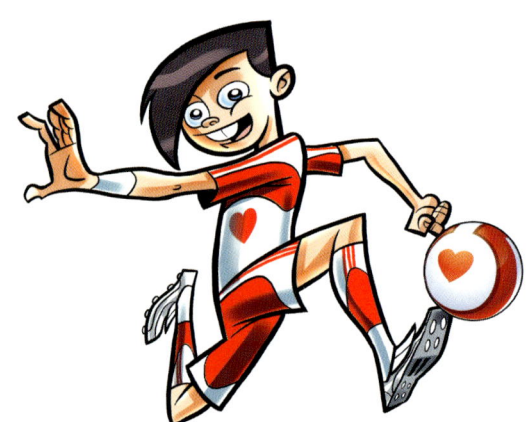

Ein gesundes Herz ist unverzichtbar, um das Leben in vollen Zügen zu genießen, und gehört daher in der heutigen Welt zu den wichtigsten Faktoren, die die Länge und Qualität des Lebens beeinflussen.

Die Gewohnheiten, die unsere Herzgesundheit bestimmen, werden in der Kindheit geprägt. Wo die Menschen immer inaktiver werden und ungesunde Ernährung immer beliebter wird, ist es umso schwerer, unseren Kindern die für ein langes und gesundes Leben erforderlichen Gewohnheiten beizubringen.

Das wachsende Problem der Fettleibigkeit bei Kindern zeigt das Ausmaß dieser Herausforderung. Wenn unsere Kinder gesund aufwachsen sollen, müssen wir zusammenarbeiten, um diese Epidemie aufzuhalten.

Körperliche Betätigung ist eine Grundvoraussetzung zur Vermeidung von Fettleibigkeit, und Fußballspielen stellt für Jungen und Mädchen eine gute Möglichkeit dar, aktiv zu sein. Die andere wichtige Voraussetzung ist eine gesunde Ernährung. *Kochen mit Kick!* zeigt Kindern, was ihre Lieblingsspieler gerne essen, und erklärt ihnen, wie man diese Gerichte zubereitet. Durch die Vermittlung des Gleichgewichtskonzepts, d.h. die Balance zwischen „Energiezufuhr" (was wir essen und trinken) und „Energieverbrauch" (wie viel wir uns bewegen), lernen Kinder die grundlegenden Vorzüge, Kenntnisse und Fähigkeiten in Bezug auf eine gesunde Ernährung.

Der Förderung eines gesunden Lebensstils bei Kindern und ihren Familien verpflichtet, arbeitet die World Heart Federation an der Unterstützung von umfassenden Strategien, damit die Wahl der gesunden Lösung leichter fällt. Die Zusammenarbeit mit der UEFA ist ein besonderes Privileg und bietet die einzigartige Chance, die Macht ihrer Fußballleidenschaft zu nutzen, um Kinder zu einer vernünftigen Ernährung und einer gesunden Zukunft zu leiten.

Wie Fußballspielen ist gesundes Essen nicht einfach nur gesund: Es macht Spaß! Daher findet heraus, welches Essen die Fußballstars gerne mögen, kocht es für eure Familie und esst nach „Herzenslust".

Guten Appetit!

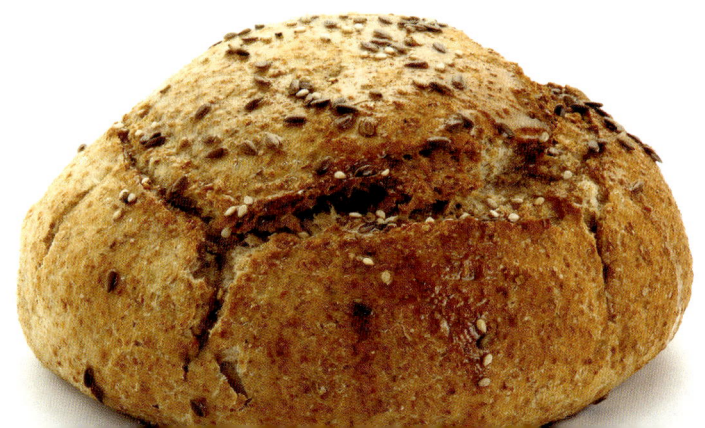

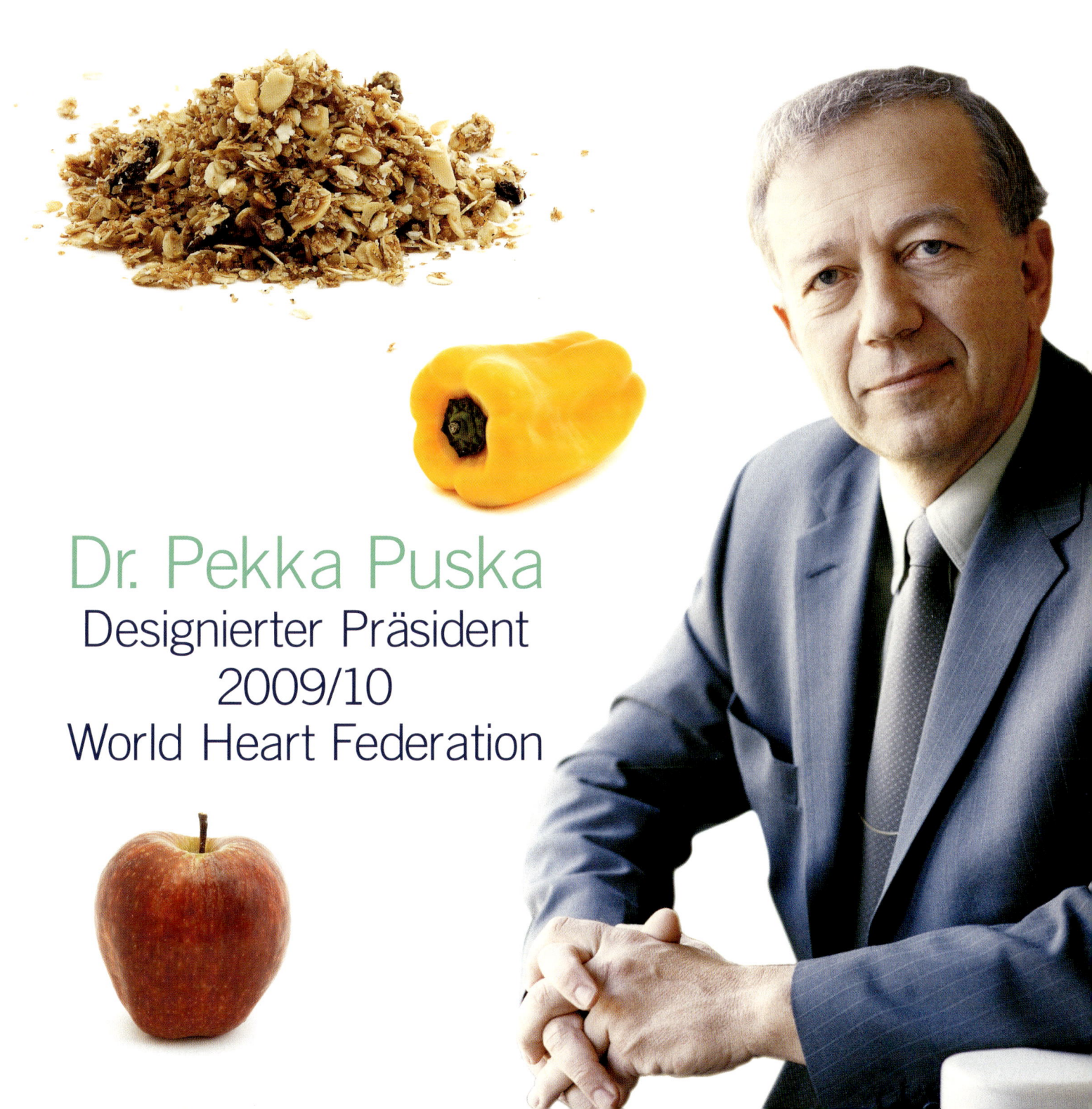

Dr. Pekka Puska
Designierter Präsident
2009/10
World Heart Federation

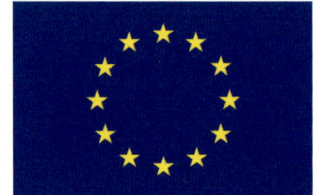

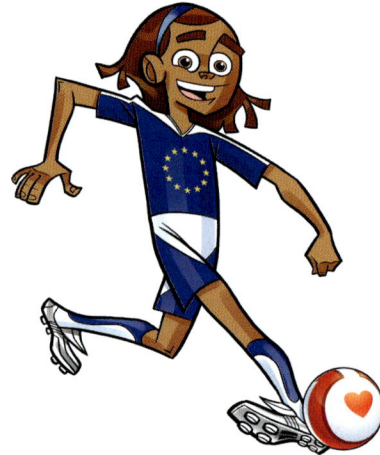

WERDE AKTIV!!!

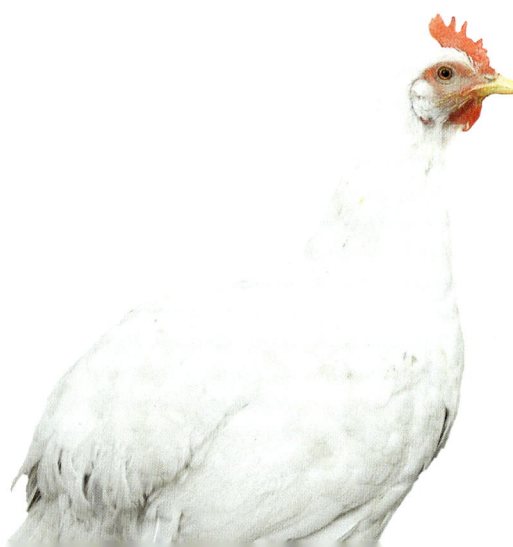

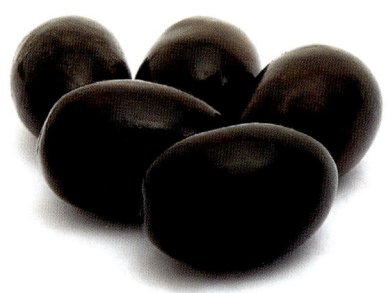

Mit großem Vergnügen stelle ich diese von der UEFA und der World Heart Federation unterstützte Rezeptsammlung von Fußballerinnen und Fußballern vor.

Aufgrund der vielen Medienberichte über den Anstieg der Fettleibigkeit stehen Ernährung und Gesundheit erneut im Mittelpunkt des öffentlichen Interesses. Durch die Zusammenstellung der Lieblingsrezepte der Fußballerinnen und Fußballer betont diese Aktion sowohl die Ernährung als auch die Bewegung. Als EU-Gesundheitskommissarin lege ich besonderes Augenmerk auf die Förderung von gesunder Ernährung und körperlicher Betätigung, und ich begrüße diese Aktion, die beide Bereiche miteinander verbindet. Ohne Frage sind beide für einen gesunden Lebensstil unentbehrlich.

Als Kommissarin für Gesundheit stelle ich fest, wie sich die Ernährung der Europäerinnen und Europäer in den letzten Jahrzehnten in allen Ländern verschlechtert hat und wie wichtig es für die Gesellschaft ist, Einzelpersonen und Familien dabei zu unterstützen, sich dauerhaft gesund zu ernähren. Mir ist klar, dass wir in Europa die Initiative ergreifen müssen, wenn wir diesen beängstigenden Trend umkehren wollen. Eine ausgewogene und gute Ernährung ist für die Gesundheit sehr wichtig und kann die Wahrscheinlichkeit für schwere Krankheiten, wie z.B. Herz-Kreislauf-Erkrankungen, hoher Blutdruck und viele Krebsarten, verringern.

Wir bei der Europäischen Kommission tragen unseren Teil dazu bei. Im Mai 2007 veröffentlichte die EU-Kommission eine Strategie für Europa, um dieses Thema in Form eines Weißbuchs anzugehen. Dieses Buch beinhaltet die Maßnahmen der Kommission für die ganze Bandbreite ihrer Strategien – von der Entwicklung der besten Kennzeichnung von Nahrungsmitteln in den Läden bis hin zur Förderung von Radwegen und Spielplätzen in der EU. Daneben setzen wir auf eine kontinuierliche Zusammenarbeit mit einer Reihe von Akteuren wie der Nahrungsmittelindustrie und mit den Regierungen der EU, um Veränderungen zu erreichen.

Die Fußballwelt hat uns schon lange zur Bewegung angeregt. Da dies allein nicht ausreicht, scheint sie uns jetzt auch für eine gute Ernährung begeistern zu wollen. Ich kann diese Initiative nur begrüßen und freue mich darauf, die Ergebnisse zu probieren.

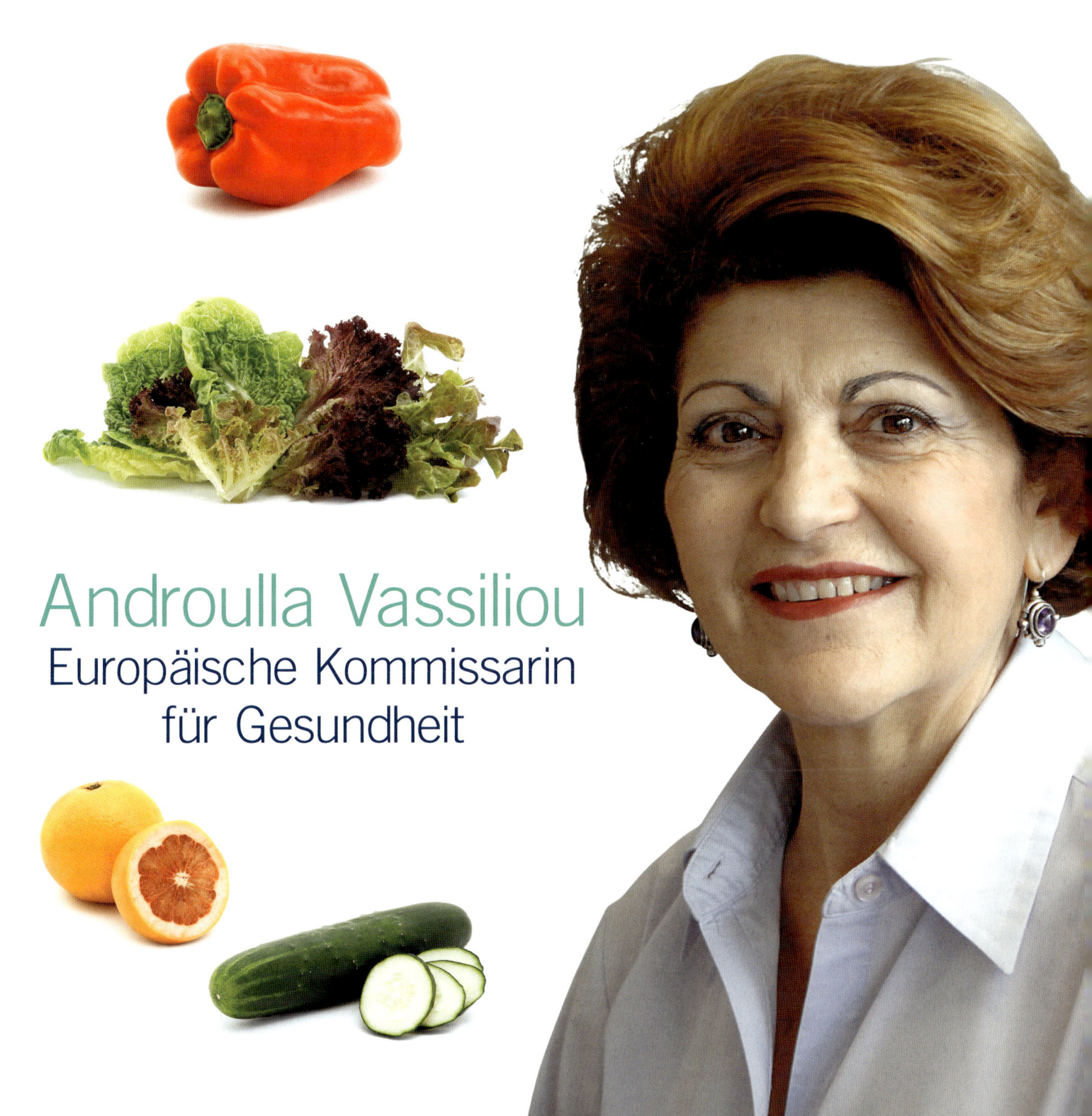

Androulla Vassiliou

Europäische Kommissarin für Gesundheit

ErnährunG und BeweGunG
Ernähre dich verNünFtiG und beweGe dich jeden TaG.

Halte das Gleichgewicht zwischen Energiezufuhr (was wir essen und trinken) und Energieverbrauch (wie viel wir uns bewegen).

Achte auf Abwechslung und gute Ausgewogenheit beim Essen und Trinken.

Treibe Sport – es muss nicht unbedingt in einem Wettbewerb sein!

Iss viel Obst und Gemüse – möglichst 5 Mal am Tag!

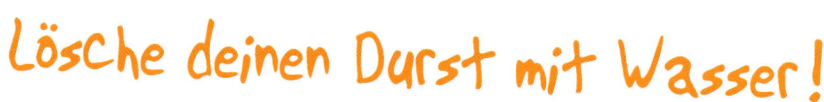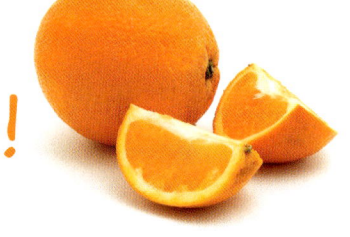

Lösche deinen Durst mit Wasser!

Sei jeden Tag 1 Stunde aktiv – zu Hause, mit Freunden, im Verein oder in der Schule.

Iss eine Portion Brot, Reis, Nudeln, Kartoffeln oder Zerealien (Getreideprodukte) zu jeder Mahlzeit – das gibt Energie.

Unternimm etwas mit deiner Familie und Freunden!

Iss außerdem mageres Fleisch, Fisch, Hühnchen, Eier, Hülsenfrüchte, Linsen, Nüsse oder Körner und Milch, Joghurt oder Käse.

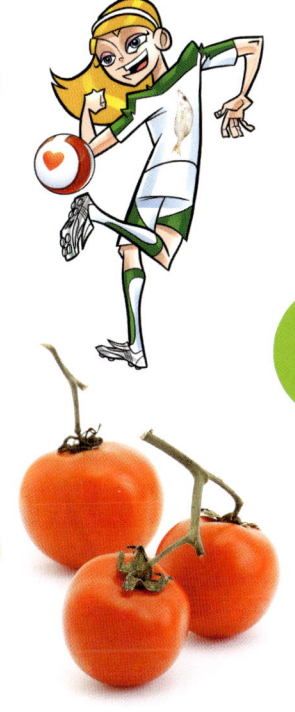

Wähle Aktivitäten, die du wirklich gerne machst.

Genieß all diese Nahrungsmittel, indem du wenig oder kein Fett, Zucker oder Salz beim Zubereiten und Essen hinzufügst.

Nimm möglichst wenige Lebensmittel oder Getränke zu dir, die viele Kalorien bzw. viel Fett, Zucker oder Salz enthalten.

Trink regelmäßig Wasser. So kannst du deinen Durst ohne Kalorien, Zucker und Koffein löschen.

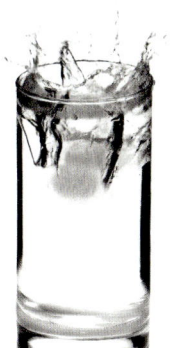

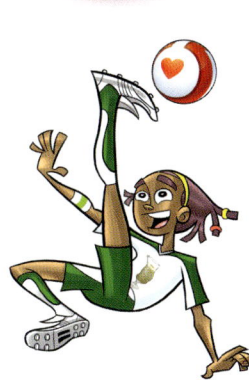

Inhaltsverzeichnis

10

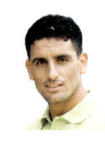
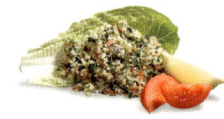
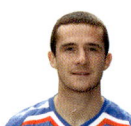
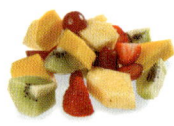
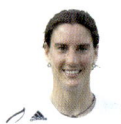
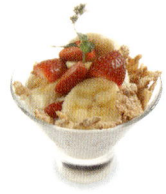
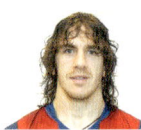
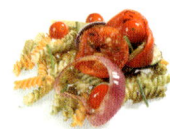
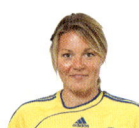
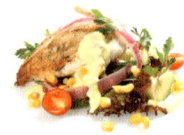
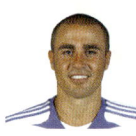
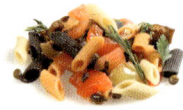
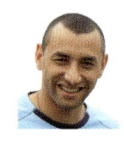
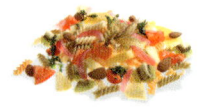
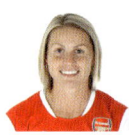
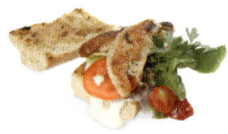
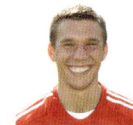
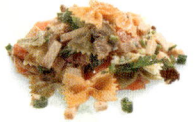

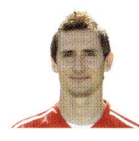 **50** Miroslav Klose

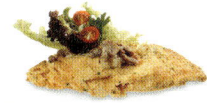 **52** Power-Omelette

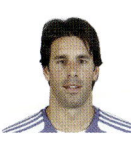 **54** Ruud van Nistelrooy

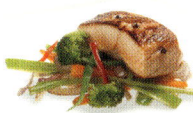 **56** Gegrillter Lachs mit Gewürznelken und Gemüse

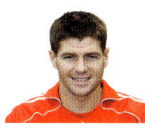 **58** Steven Gerrard

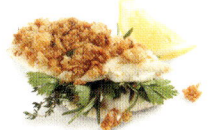 **60** Seebrasse mit Kräutern

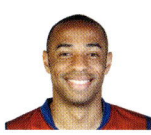 **62** Thierry Henry

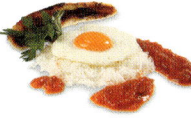 **64** Kubanischer Reis

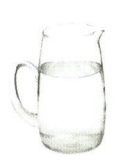 **68** Wasser

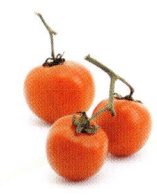 **70** Gemüse

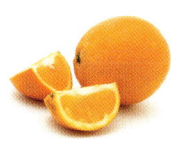 **72** Obst

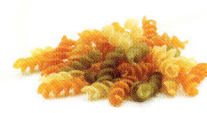 **74** Pasta, Reis, Kartoffeln

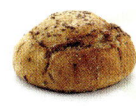 **76** Zerealien, Brot

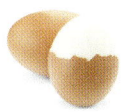 **78** Eier, Hülsenfrüchte, Nüsse, Körner

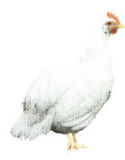 **80** Fisch, Hühnchen, Fleisch

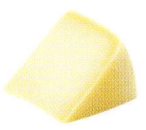 **82** Milch, Jochurt, Käse

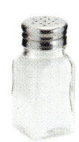 **84** Nahrungsmittel und Getränke mit viel Fett, Zucker und/oder Salz

11

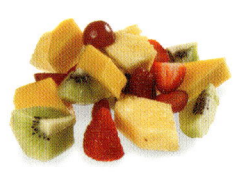
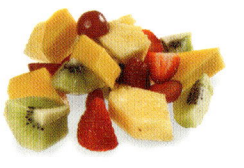
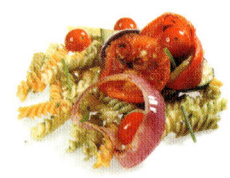
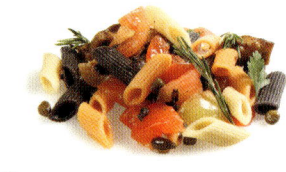
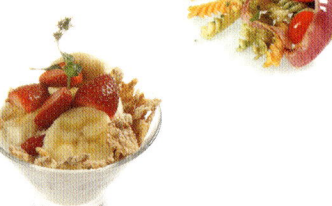
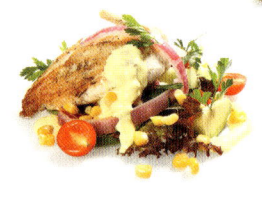
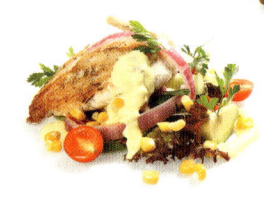
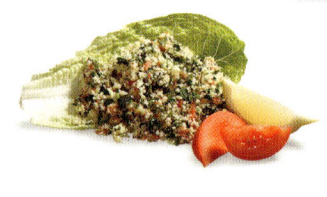

Abbas Suwan — Taboulé

Barry Ferguson — Frischer Obstsalat

Birgit Prinz — Frühstück

Carles Puyol — Pasta mit Pesto und gegrilltem Gemüse

Cathrine Paaske Sorensen — Hühnchensalat mit Knoblauch-Curry-Joghurt-Dressing

Fabio Cannavaro — Pasta alla Siciliana

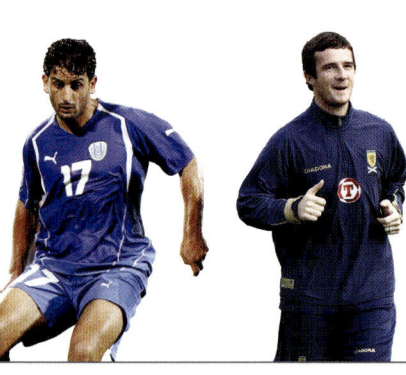
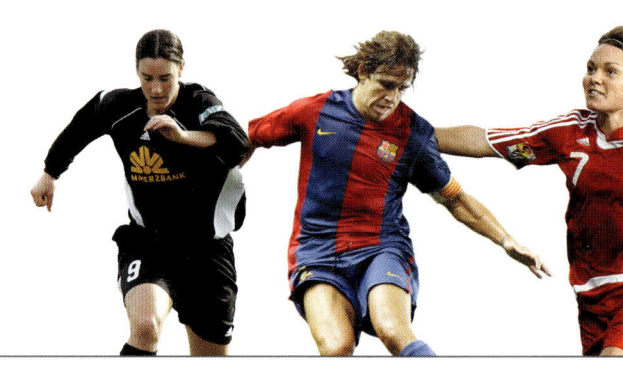

Lieblingsessen und

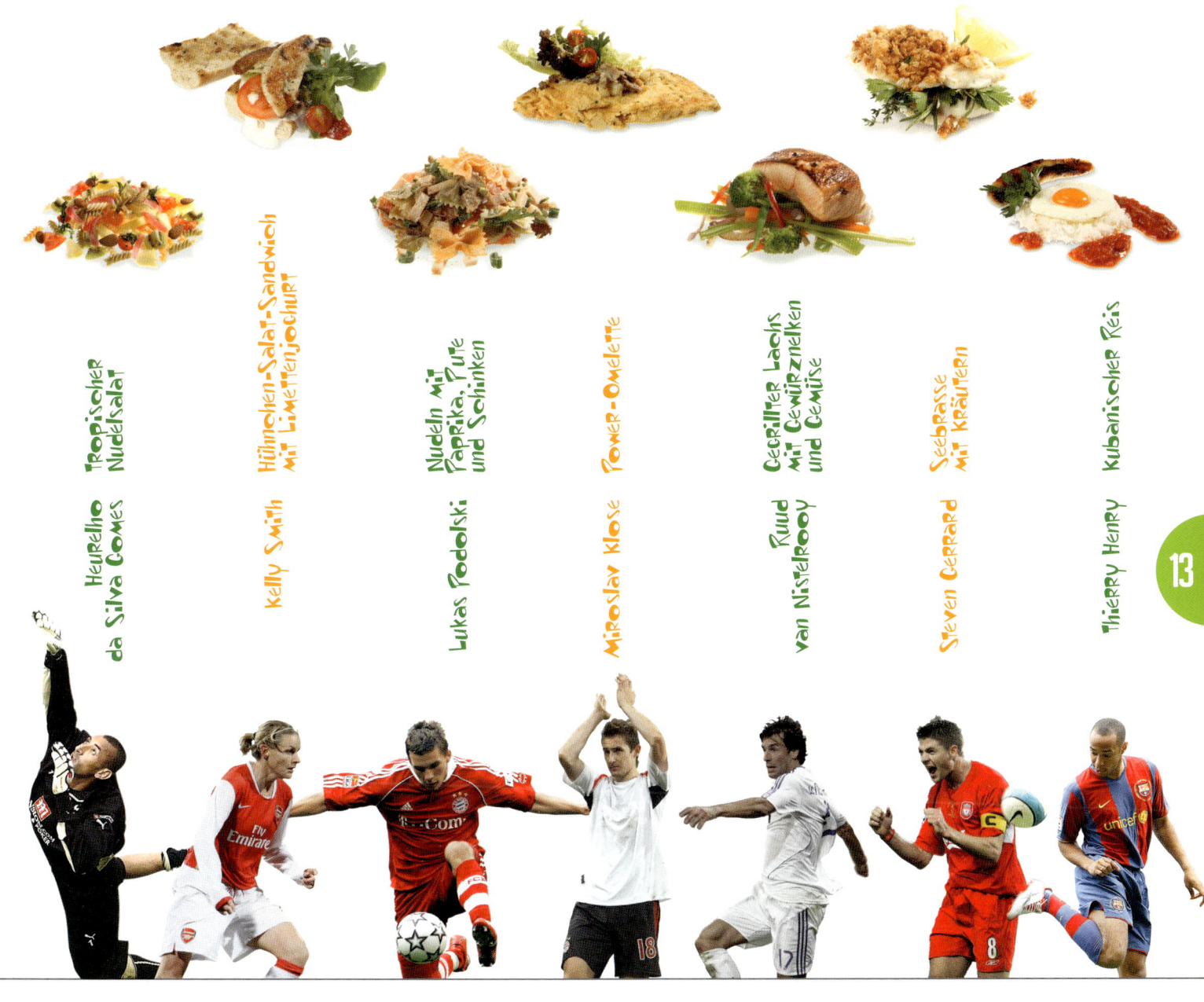

Heurelho da Silva Gomes — Tropischer Nudelsalat

Kelly Smith — Hähnchen-Salat-Sandwich mit Limettenjoghurt

Lukas Podolski — Nudeln mit Paprika, Pute und Schinken

Miroslav Klose — Power-Omelette

Ruud van Nistelrooy — Gegrillter Lachs mit Gewürznelken und Gemüse

Steven Gerrard — Seebrasse mit Kräutern

Thierry Henry — Kubanischer Reis

13

-Rezepte der Fußballer

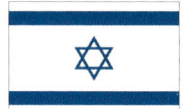

Abbas Suwan

Zum Mittagessen mag ich:

Linsensuppe

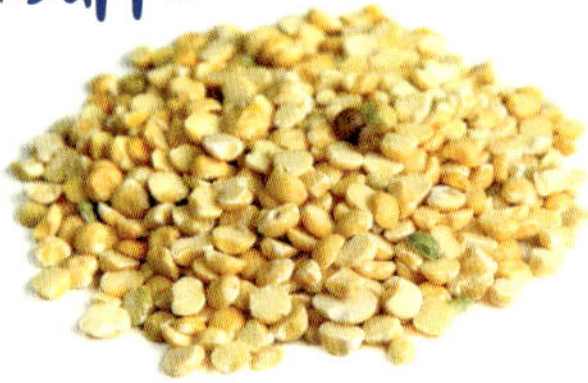

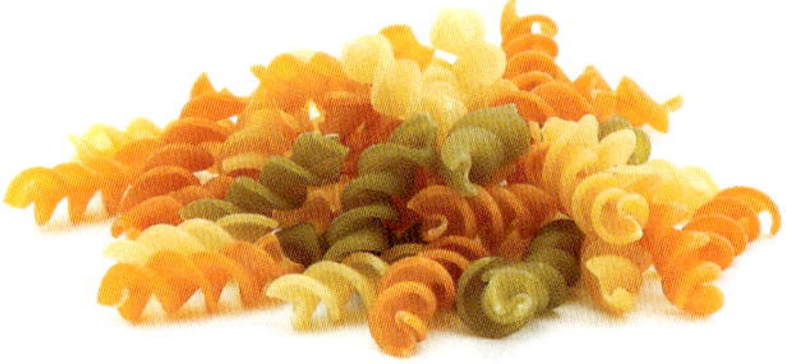

Pasta

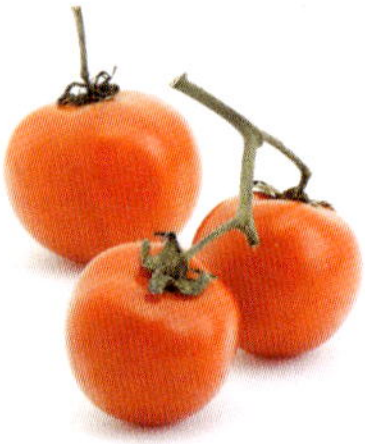

frische Tomaten-sauce

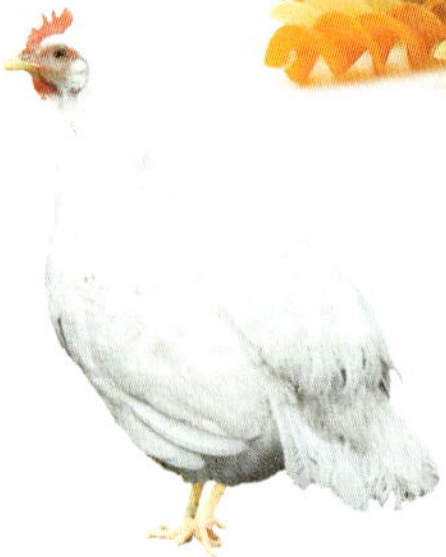

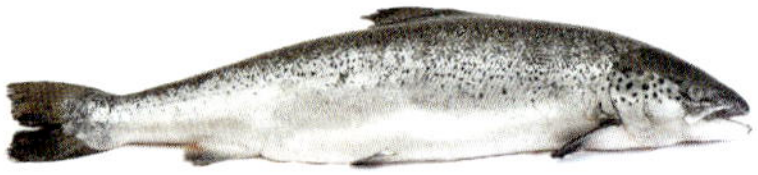

gegrillte Hühnchenbrust oder Fisch

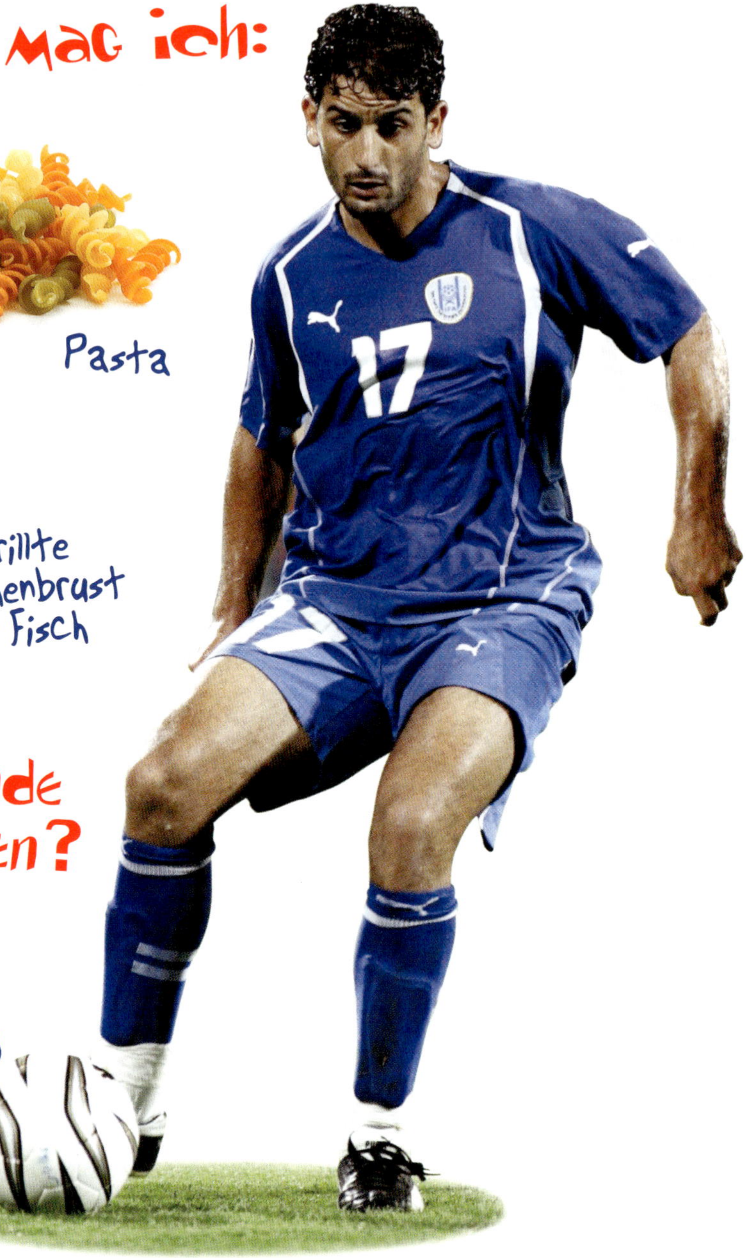

Wie hilft mir eine gesunde Ernährung, gut zu spielen?

Ich fühle mich stark, voller Energie und weniger verletzungsanfällig. Nudeln 2,5 Stunden vor dem Training sind eine tolle Energiequelle.

14

WORLD HEART FEDERATION®

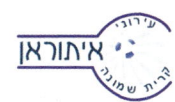

Meine Lieblingszutaten?

Honig und Nigella (Schwarzkümmel – hat erstaunliche therapeutische Heilkräfte)

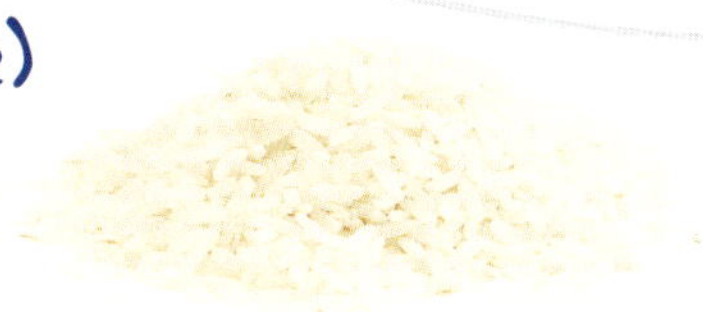

Gerichte, die ich als Kind mochte?

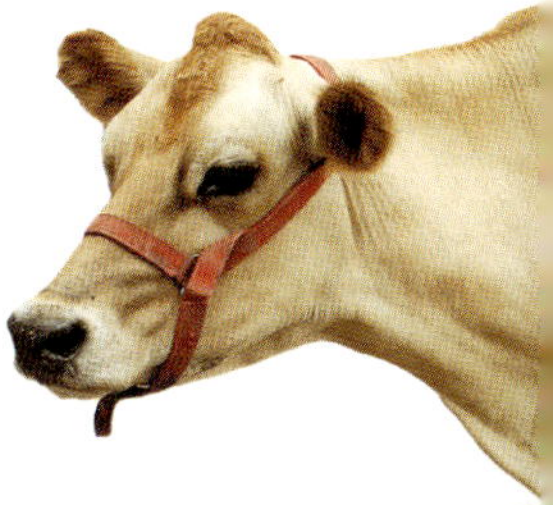

Das berühmte Reisgericht meiner Mutter mit Pinienkernen, Walnüssen und Rindfleisch.

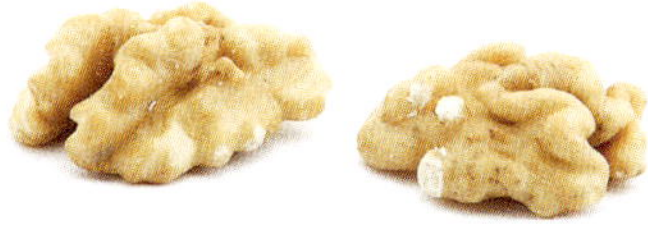

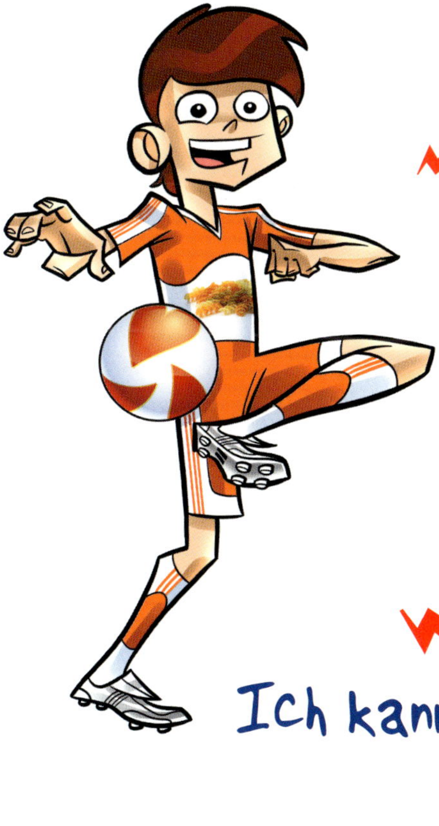

15

Wer kocht mein Lieblingsessen?

Meine Frau!

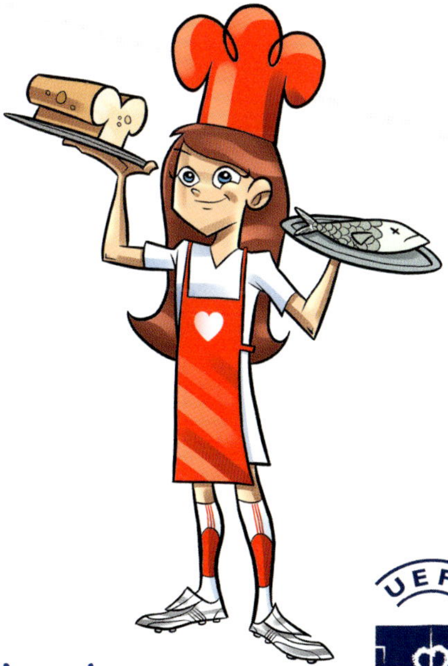

Wie koche ich?

Ich kann tolle Nudelgerichte kochen.

Taboulé
Abbas Suwan

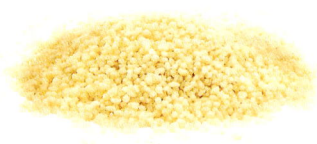

Couscous
(Schnellkoch-Couscous) 150 g

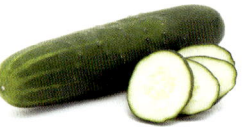

Salatgurke
½, geschnitten

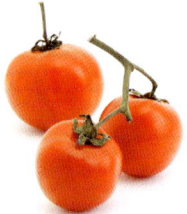

Tomaten
2, geschnitten

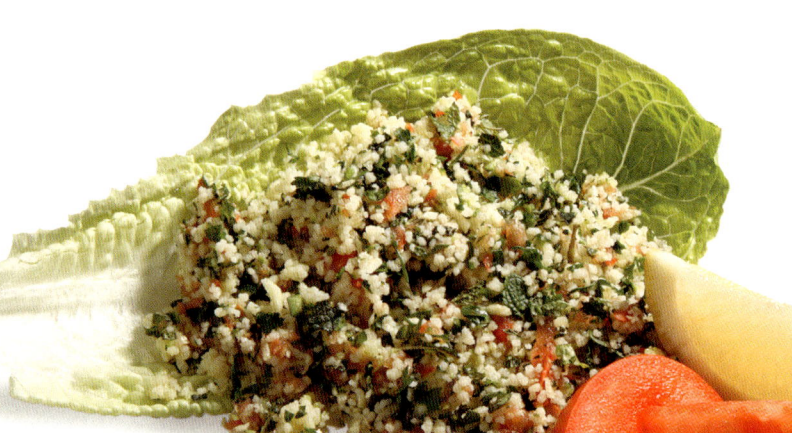

natives Olivenöl,
selbstgemacht!!!
½ EL

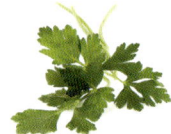

Petersilie
½ EL, gehackt

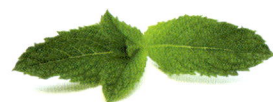

Minze
½ EL, gehackt

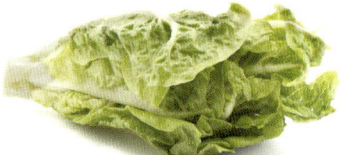

Blattsalat
4 große Blätter

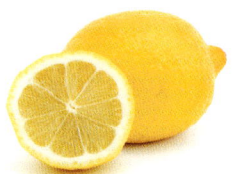

Zitrone
1/2

Couscous in eine
Schüssel geben. Doppelt
so viel kochendes Wasser
wie Couscous hinzufügen.

Zudecken, ziehen lassen
und abkühlen lassen.

Couscous mit Gurke,
Minze, Petersilie und
Tomaten vermengen.

Je eine Portion auf ein
Salatblatt geben.

Etwas Olivenöl und
Zitronensaft als
Dressing darüber gießen.

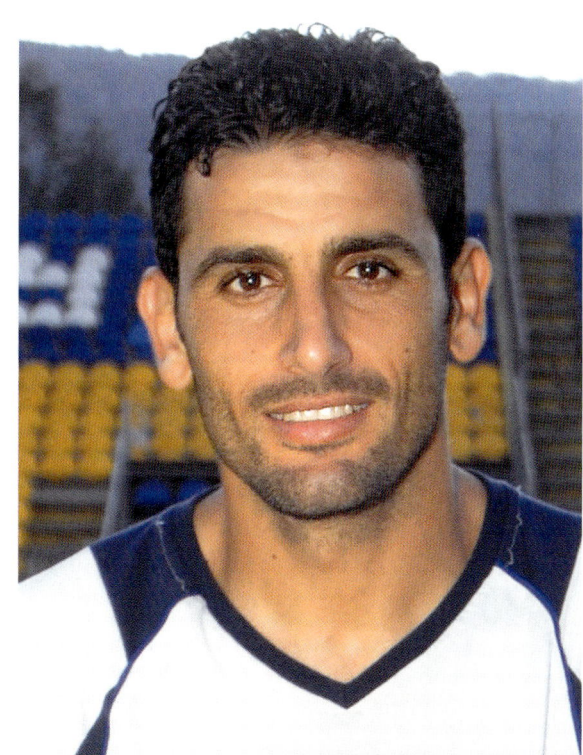

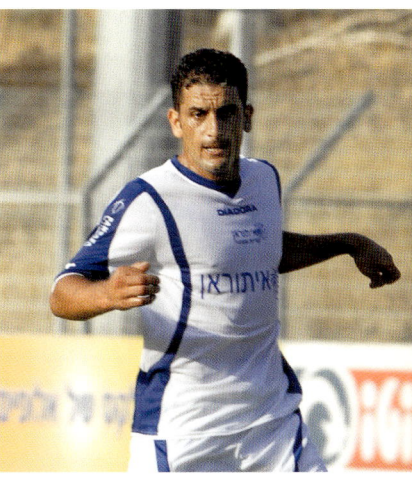

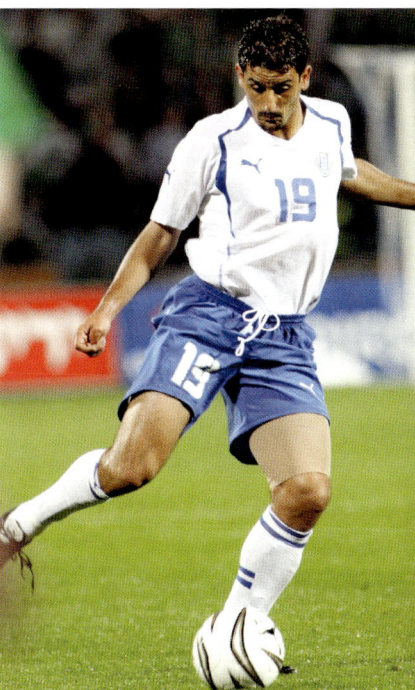

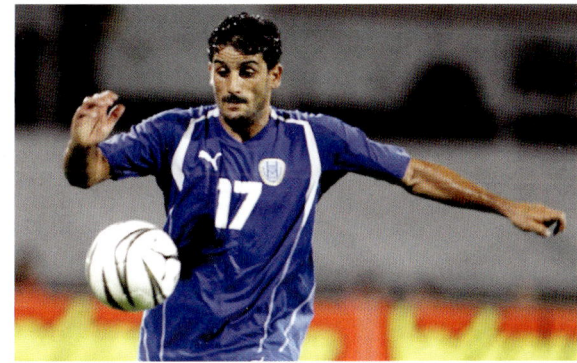

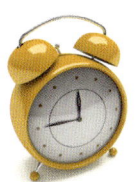

Garzeit
5 Min.

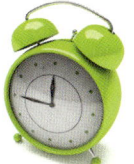

Zubereitungszeit
15 Min.

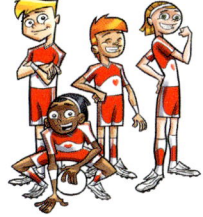

Für
4
Kinder

Eine Kinderportion
enthält durchschnittlich:

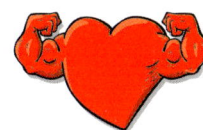

Brennwert	669 kj
	158 kcal
Eiweiß	5 g
Kohlenhydrate	31 g
Fett	2 g

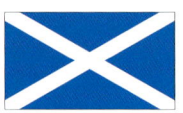

Barry Ferguson

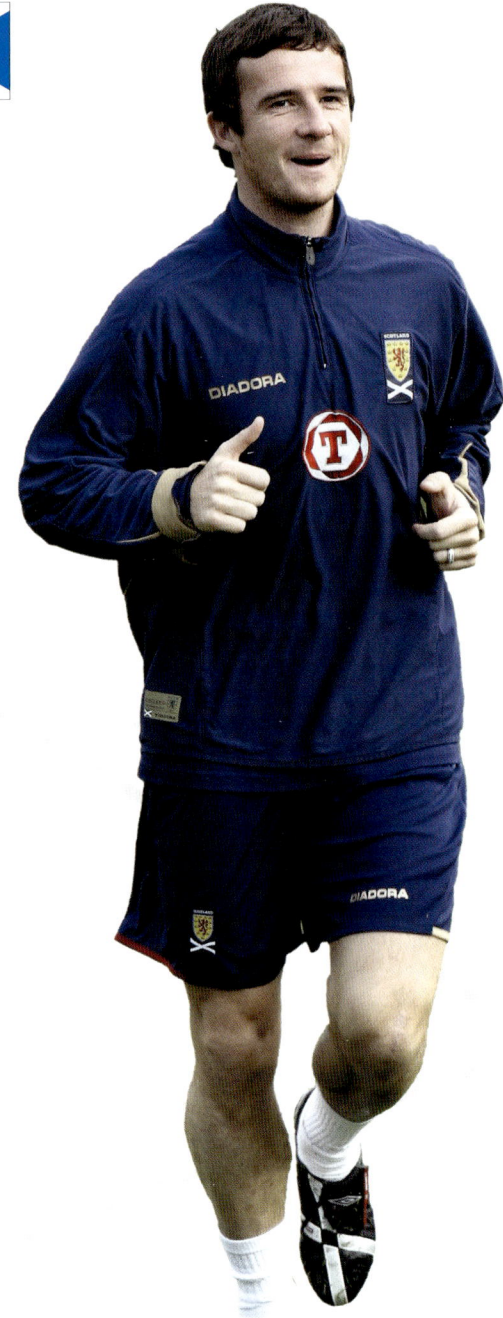

18

Als Erfrischungsgetränk mag ich:

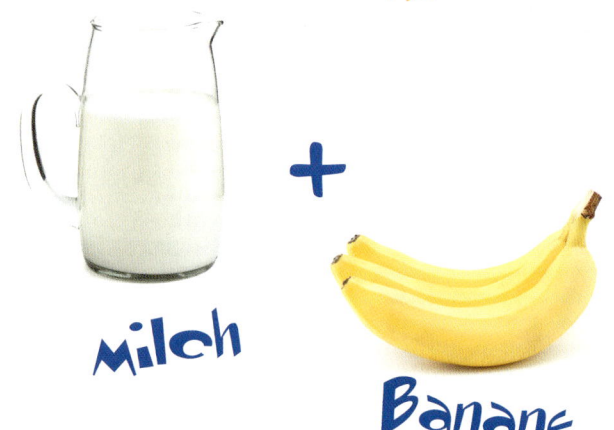

Milch + Banane

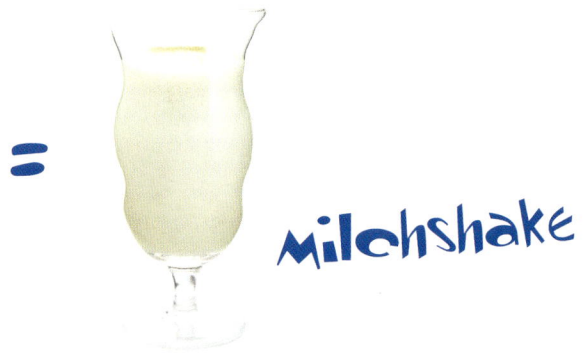

= Milchshake

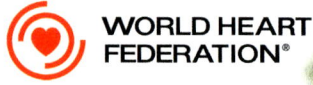

Mein Lieblingsabendessen nach einem Spiel?

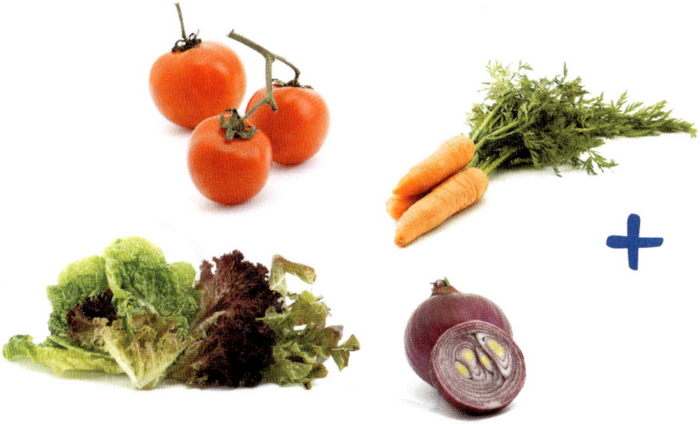

Salat 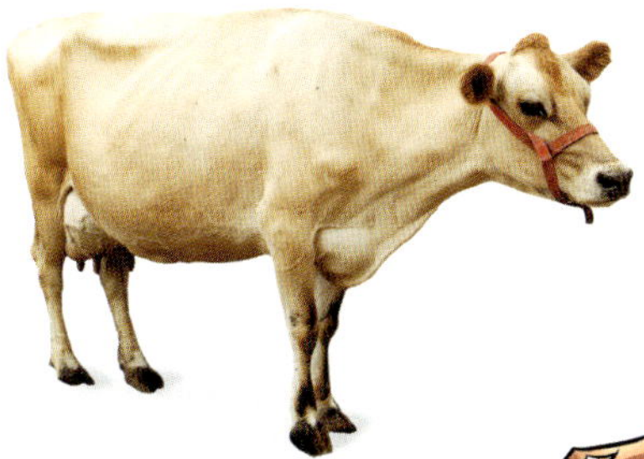 + **Steak**

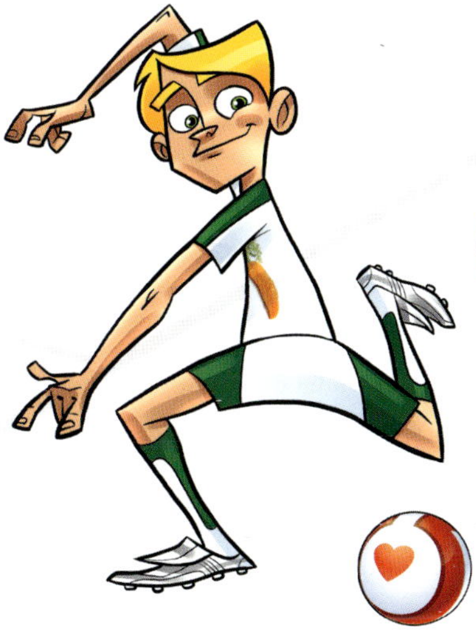

Zum Mittagessen mag ich:

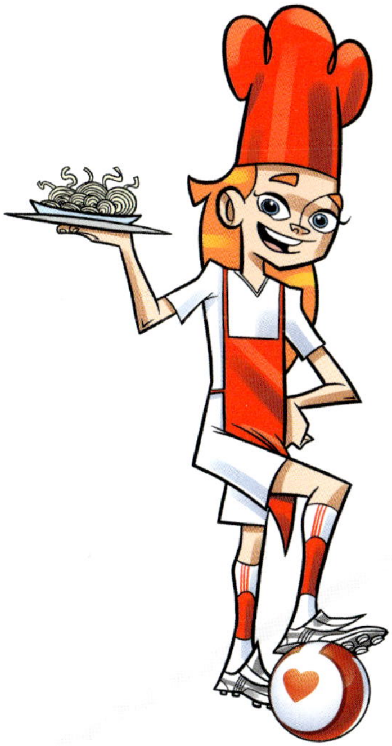

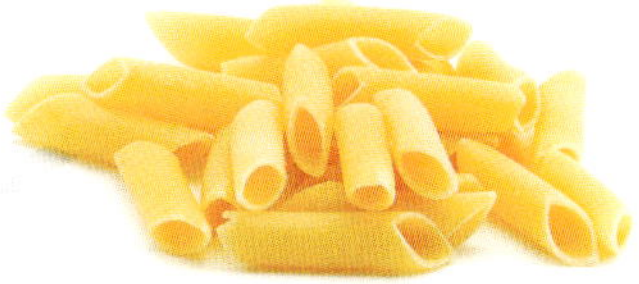

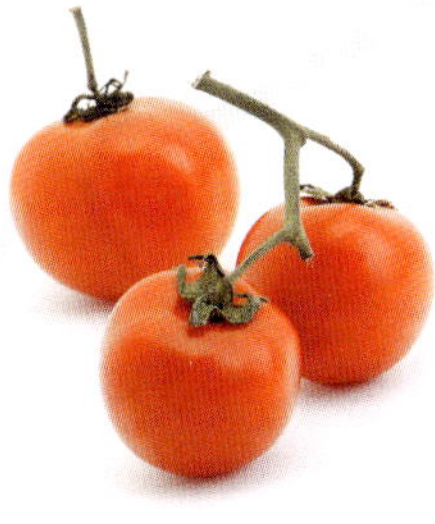

Tomaten **Pasta** **Hühnchen**

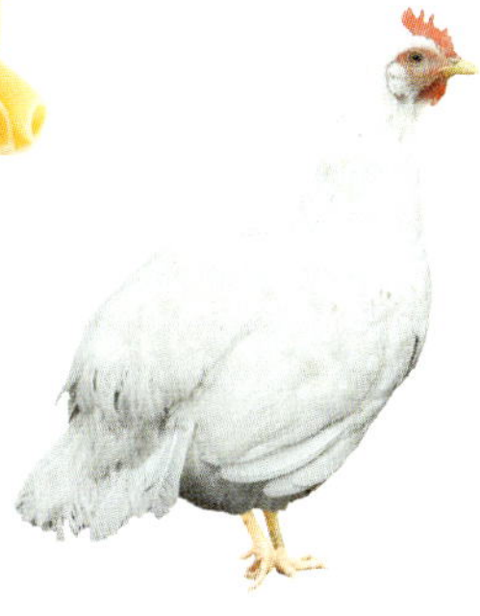

Frischer Obstsalat
Barry Ferguson

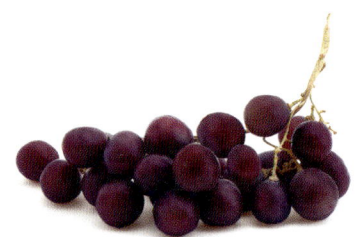

Trauben
16, geschnitten

Ananas
1, geschält und
entstrunkt, in kleine
Stücke geschnitten

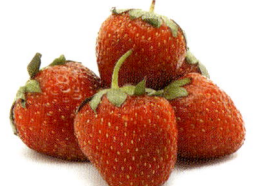

Erdbeeren
16, in Scheiben
geschnitten

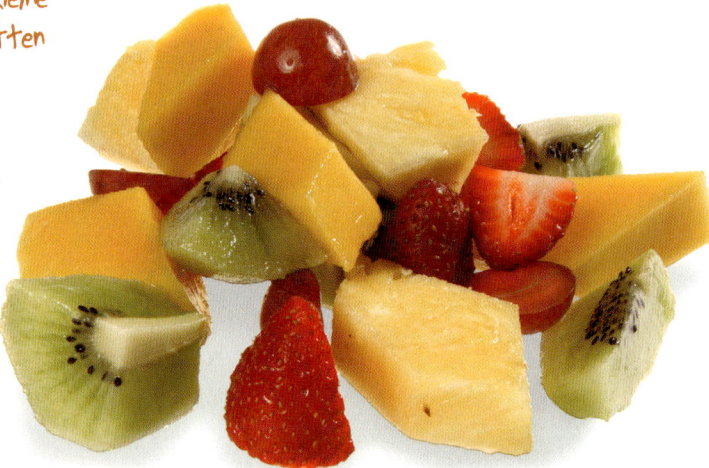

Mango
2, geschält und in
Scheiben geschnitten

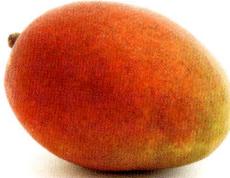

Kiwi
4, geschält,
in Stücke geschnitten

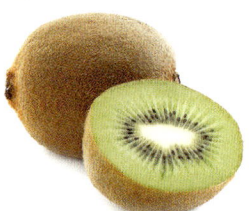

Zutaten
vermengen
und
genießen!!

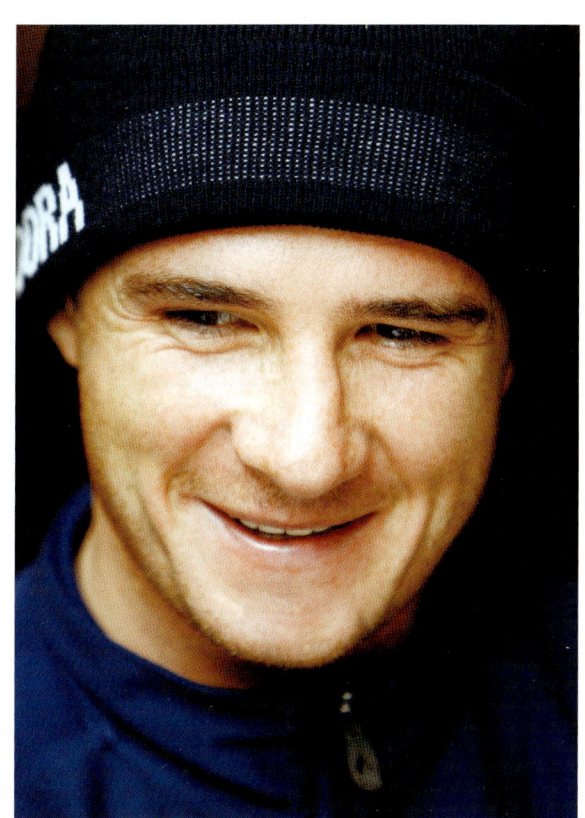
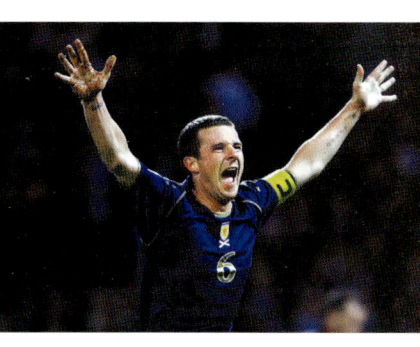
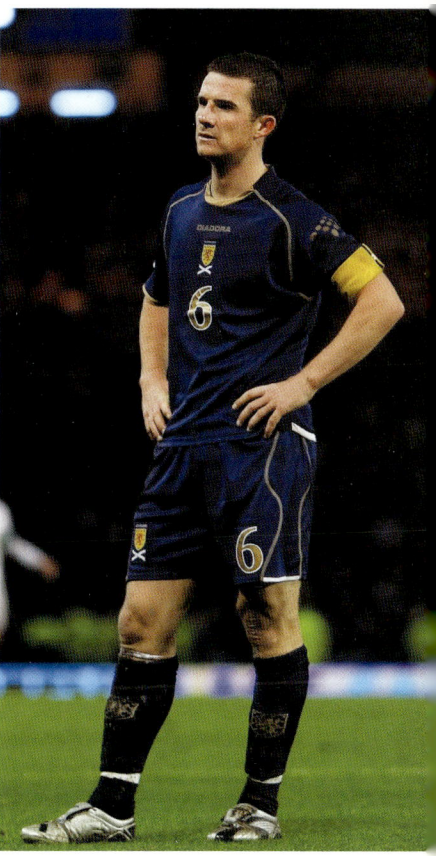
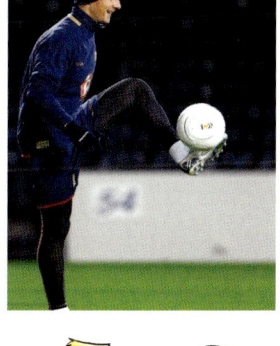
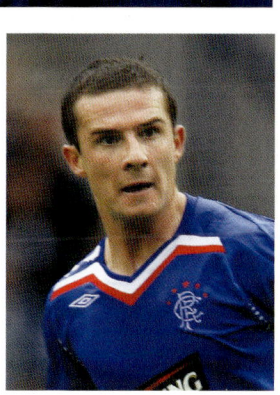

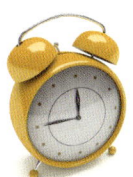 Garzeit
O Min.

 Zubereitungszeit
15 Min.

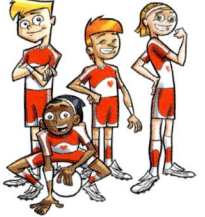

Für
4
Kinder

Eine Kinderportion
enthält durchschnittlich:
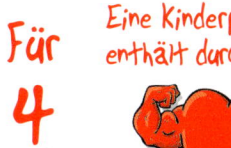

Brennwert	488 kj
	114 kcal
Eiweiß	2 g
Kohlenhydrate	27 g
Fett	0,6 g

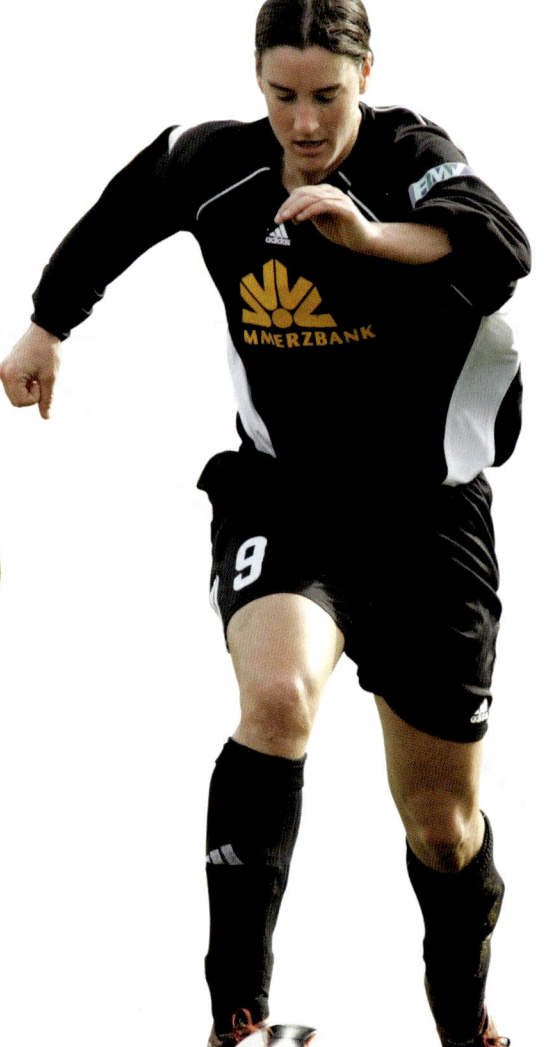

Birgit Prinz

Meine Lieblings-zutaten?

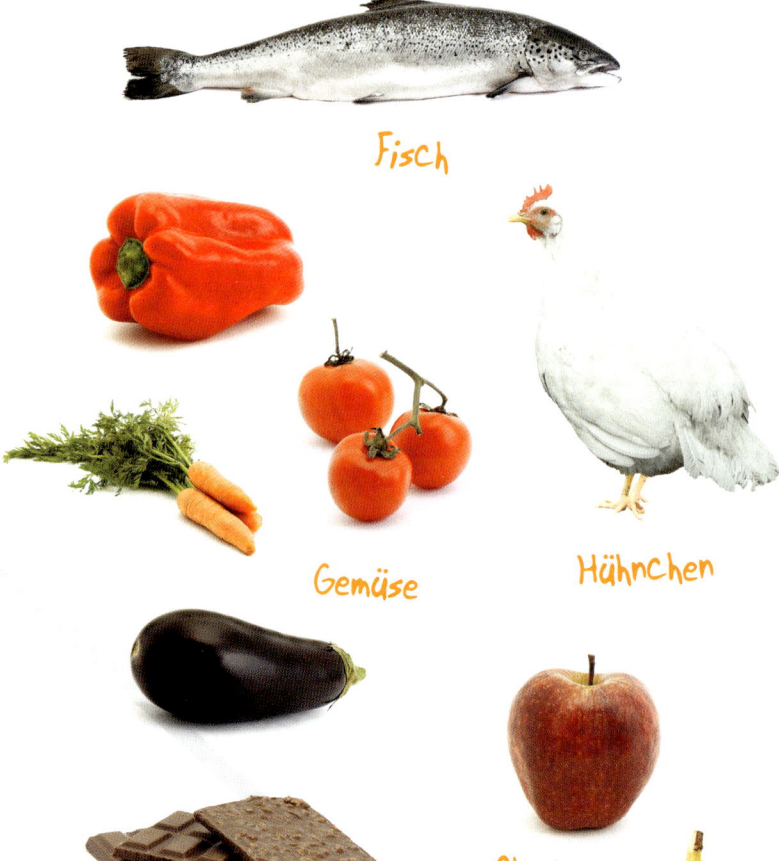

Fisch

Gemüse

Hühnchen

Schokolade

Obst

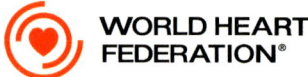

WORLD HEART FEDERATION®

ZUR ERFRISCHUNG MAG ICH:

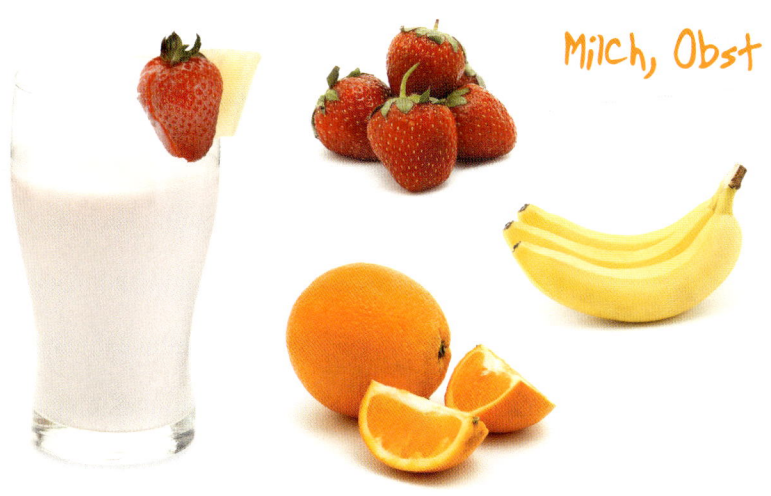

Milch, Obst

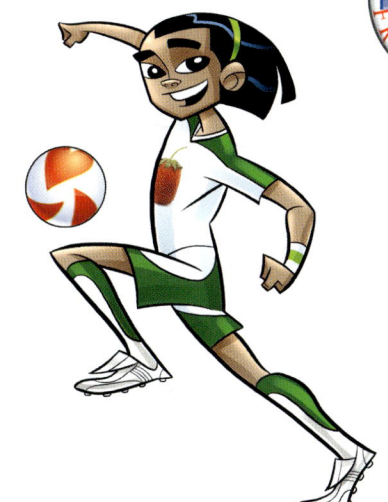

WER KOCHT MEIN Lieblingsessen?

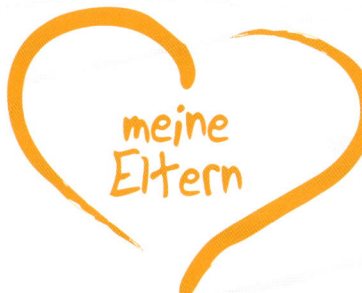

meine Eltern

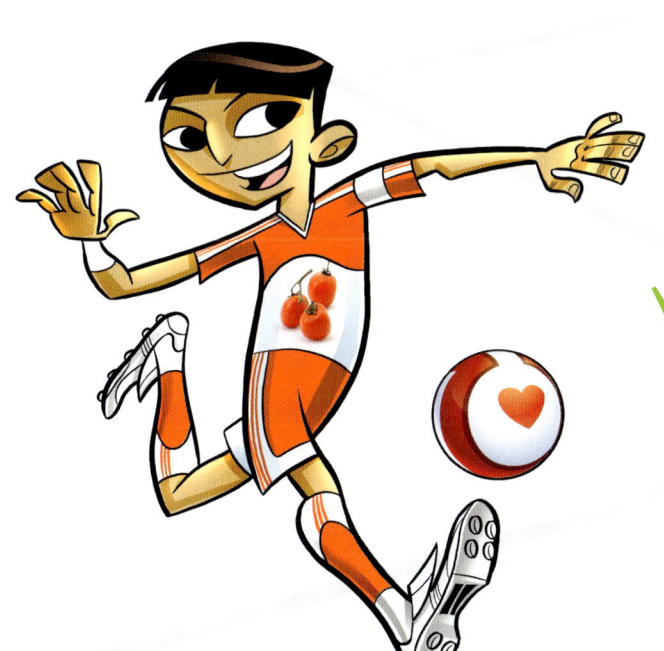

WIE KOCHE ICH?

Sehr gut!

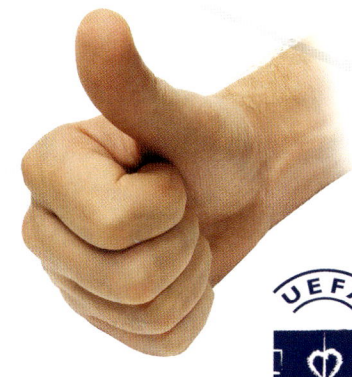

we care

FRÜHSTÜCK
Birgit Prinz

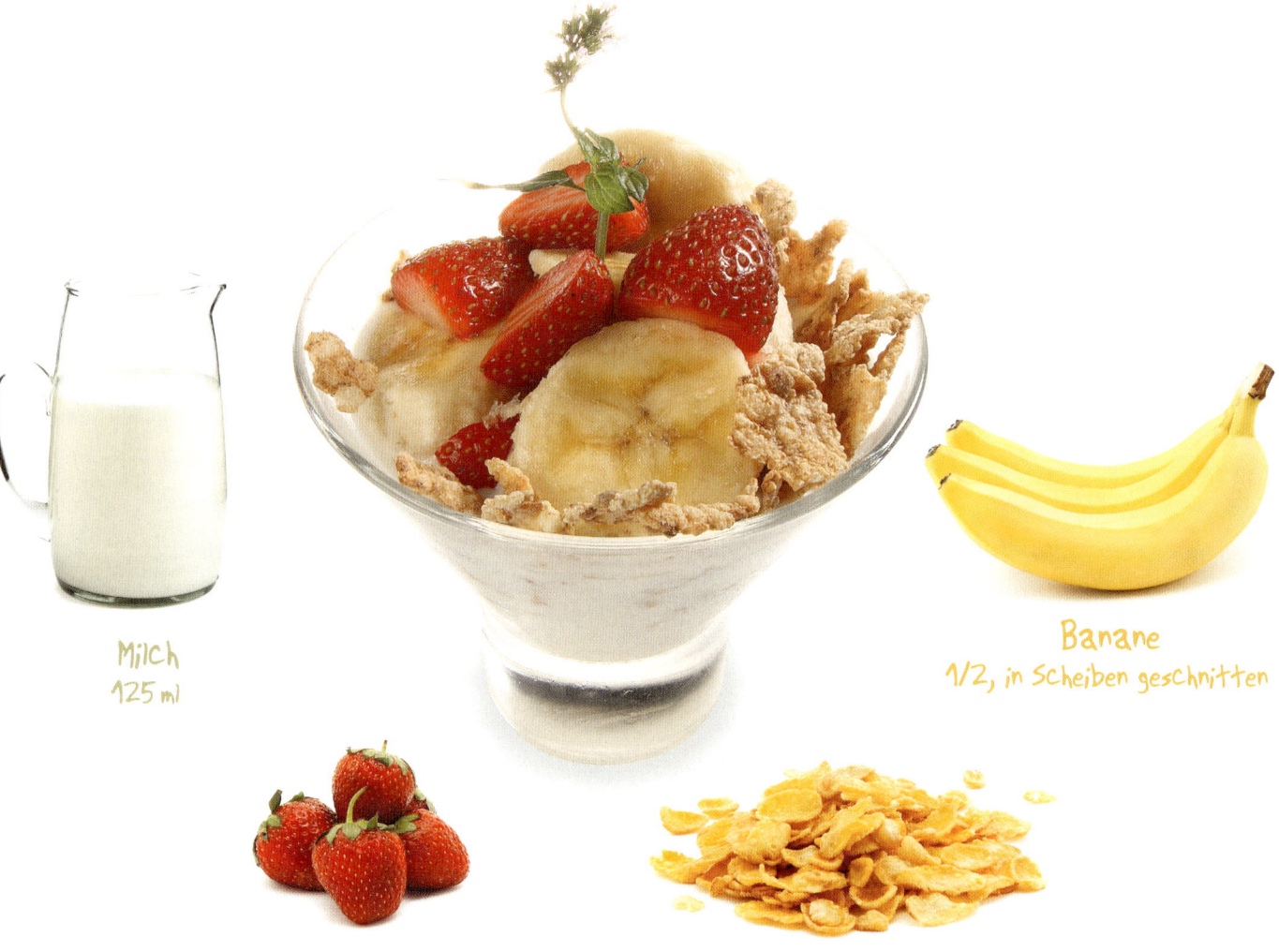

Milch
125 ml

Banane
1/2, in Scheiben geschnitten

Erdbeeren
4–5, in Scheiben geschnitten

Frühstückszerealien
1 Schüssel voll (oder etwa 30 g)

Frühstücks-
zerealien in eine
Schüssel oder
ein Glas geben,
die Erdbeer-
und Bananen-
scheiben und die
Milch hinzufügen
– guten Appetit!

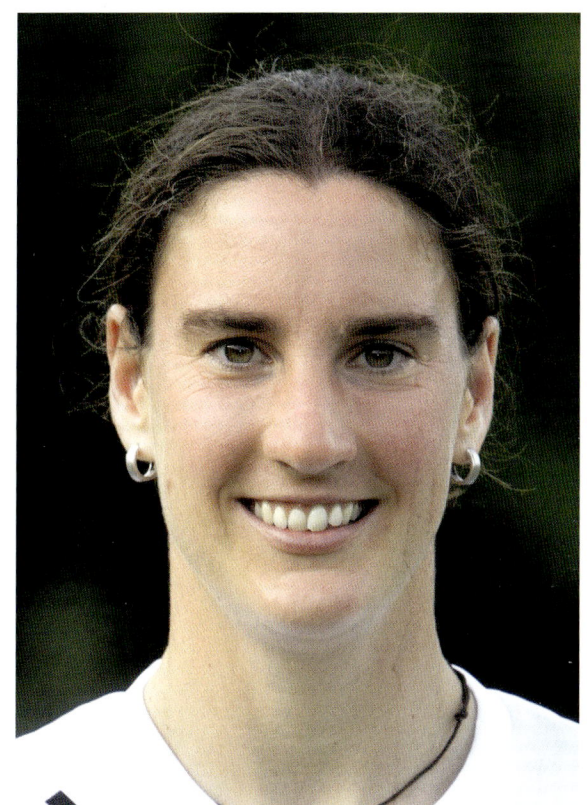

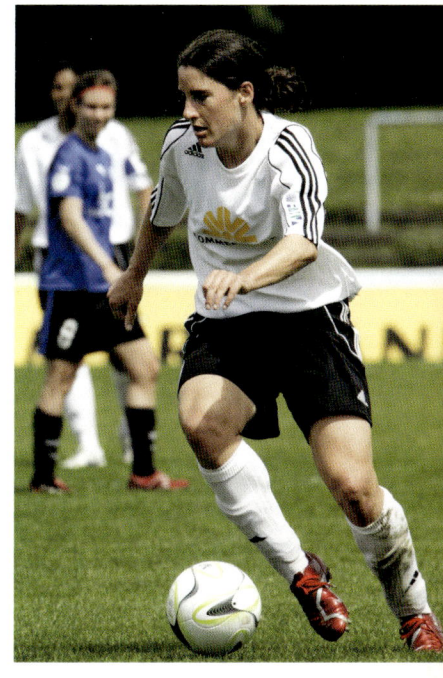

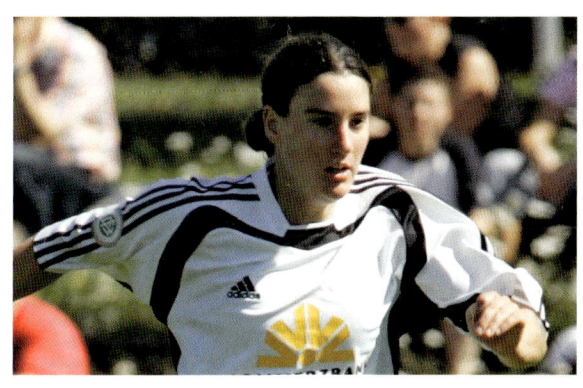

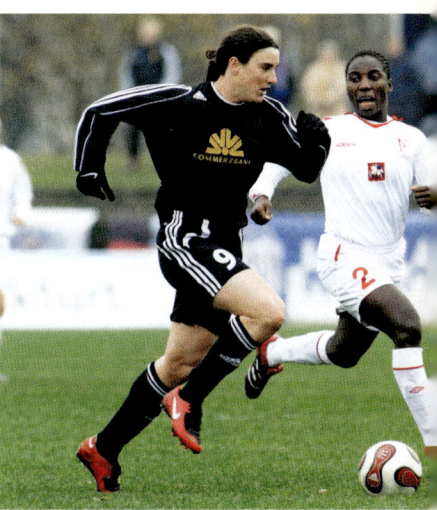

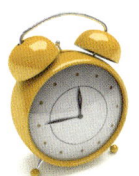
Garzeit
0 Min.

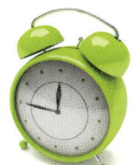
Zubereitungszeit
5 Min.

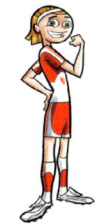
Für
1
Kind

Eine Kinderportion
enthält durchschnittlich:

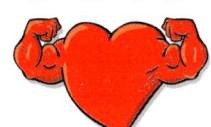

Brennwert	245 kj
	57 kcal
Eiweiß	5 g
Kohlenhydrate	11 g
Fett	0,8 g

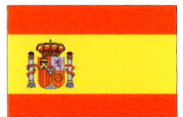

Carles Puyol

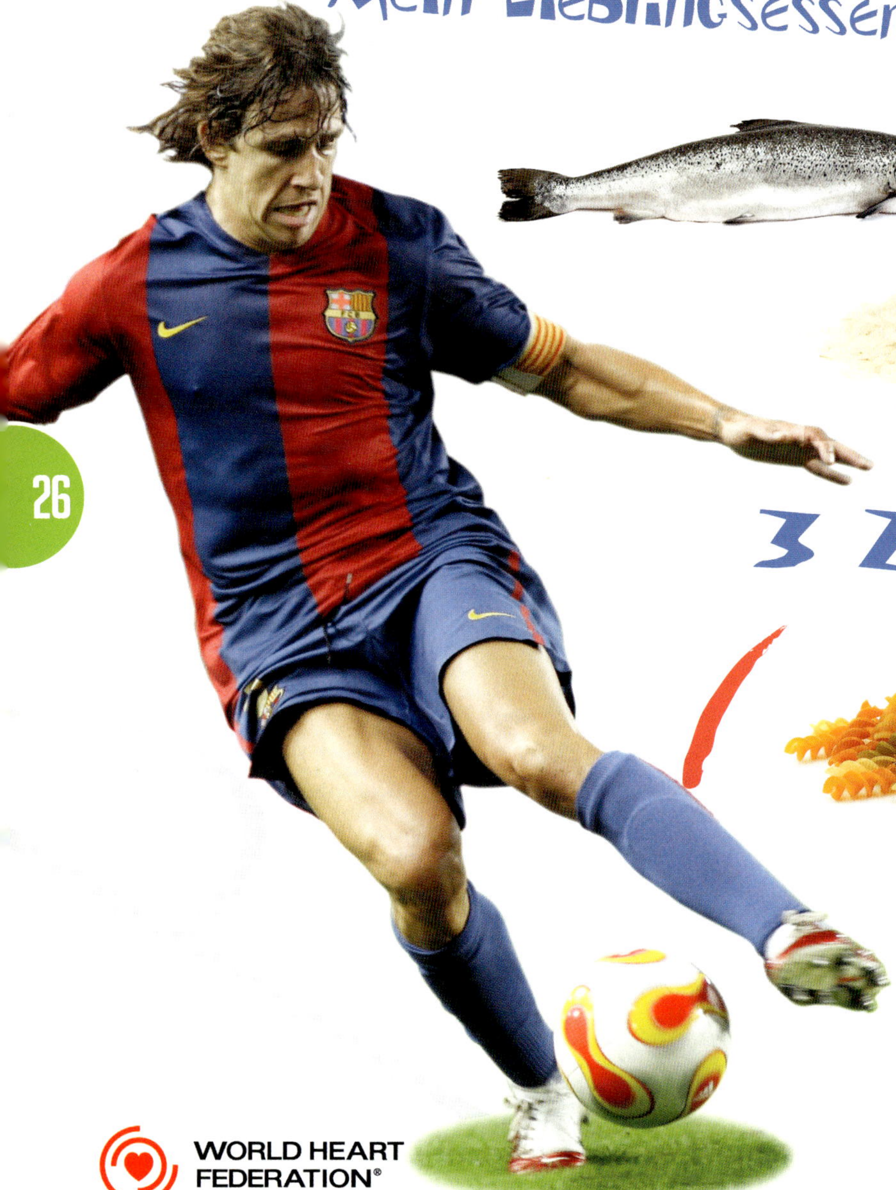

Mein Lieblingsessen nach einem Spiel?

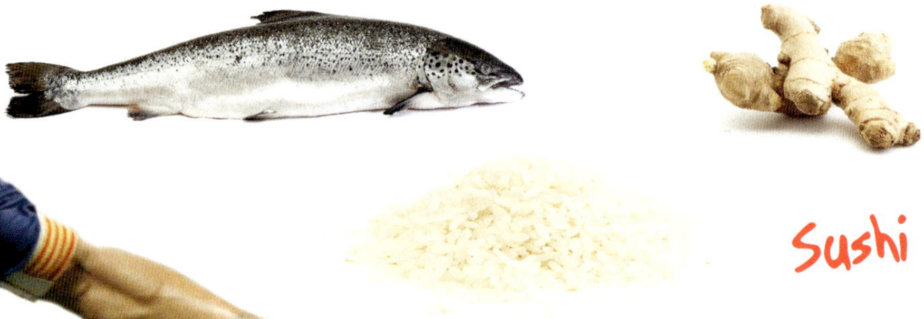

Sushi

3 Zutaten, die ich gerne esse?

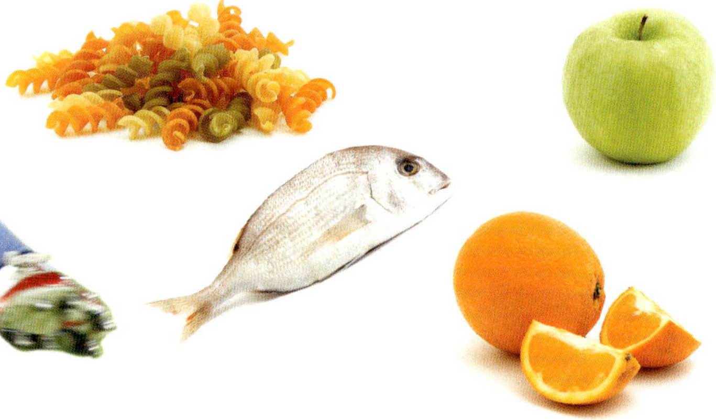

Pasta, Fisch, Obst

WORLD HEART FEDERATION®

Als Erfrischungsgetränk mag ich:

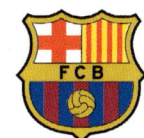

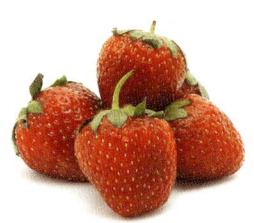 + 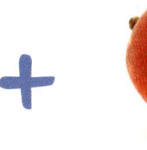 +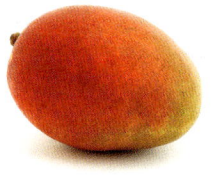

Erdbeeren, Bananen und Mango

Wer kocht
mein Lieblingsessen?

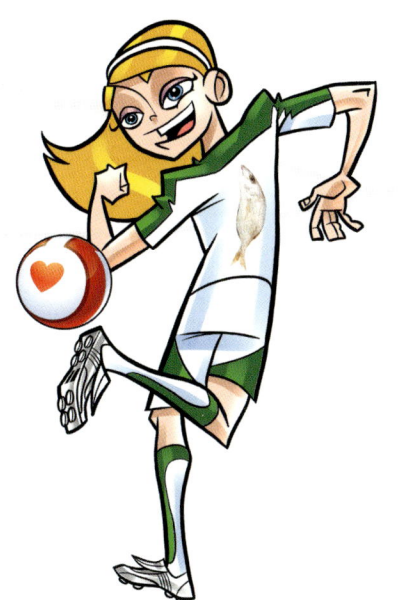

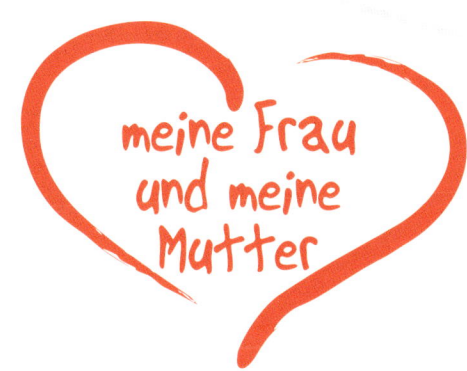
meine Frau
und meine
Mutter

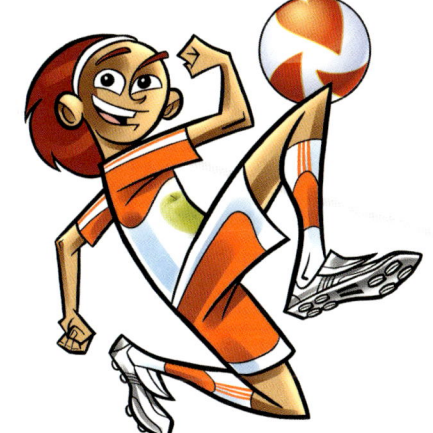

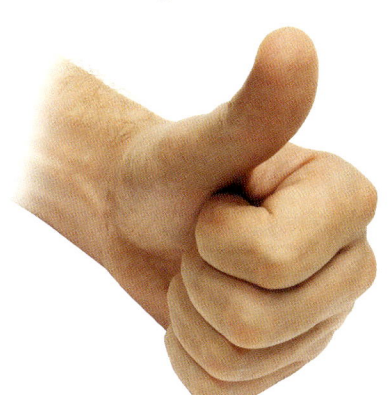

Wie koche ich?

Naturbelassen und Gegrilltes!!!

we care

Pasta mit Pesto und gegrilltem Gemüse
Carles Puyol

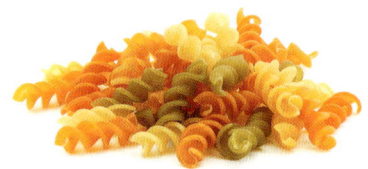

Pasta
160 g (Trockengewicht), al dente gekocht

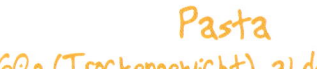

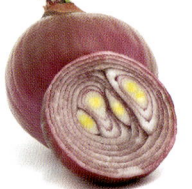

Rote Zwiebel
1, in Scheiben
geschnitten

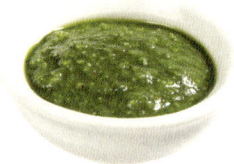

Pesto
selbstgemacht oder ein
gutes Gekauftes
2 EL

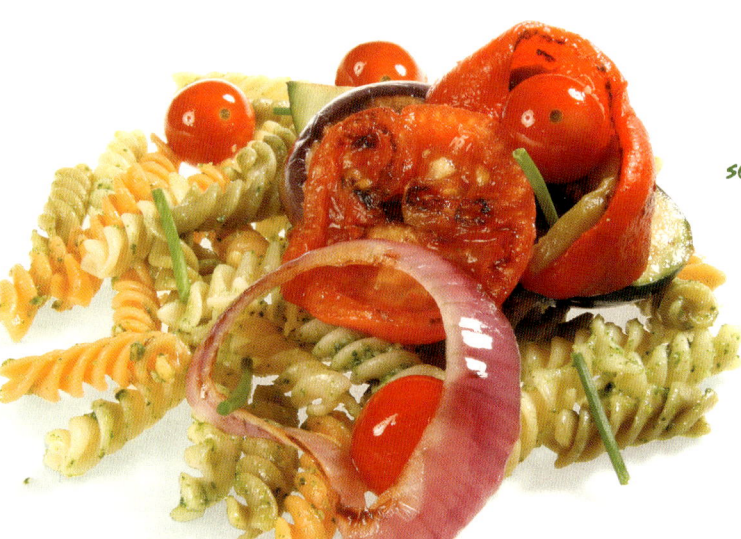

Tomaten
2, in Scheiben
geschnitten

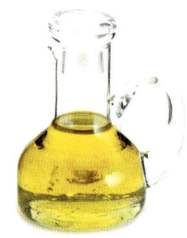

Olivenöl
1 EL

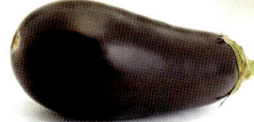

Aubergine
1, in Scheiben geschnitten

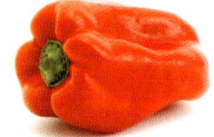

Rote Paprika
1, in Scheiben geschnitten
(Kerne entfernen)

Wasser in einem großen Topf zum Kochen bringen, einige Tropfen Öl hinzufügen, Pasta hineingeben, erneut zum Kochen bringen und ohne Deckel weiterkochen, bis sie al dente sind (ca. 5–10 Min., nach Packungsanleitung).

Geschnittenes Gemüse auf ein Backblech oder eine flache Grillschale verteilen, 1 EL Olivenöl darübergeben. Im Ofen auf Grillbetrieb oder normalem Backbetrieb bei 200°C backen und gelegentlich wenden, bis das Gemüse weich ist.

Pesto mit der gekochten Pasta und dem gegrillten Gemüse vermengen.

Servieren!

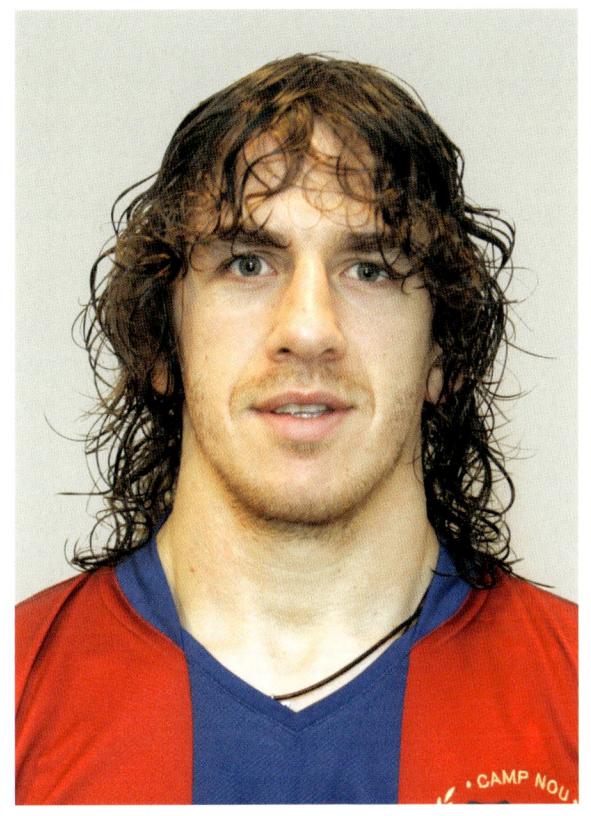
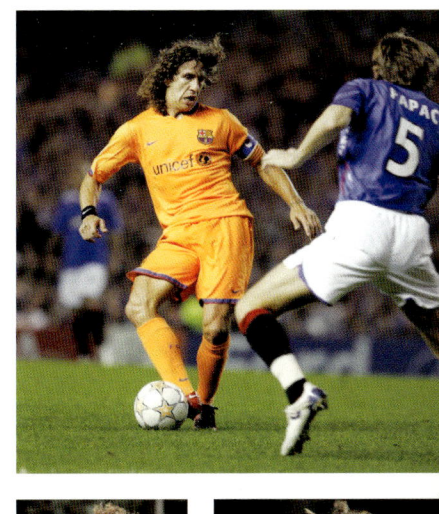
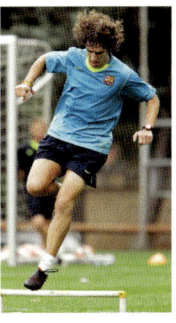
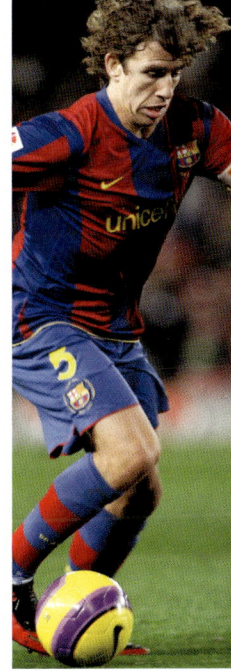
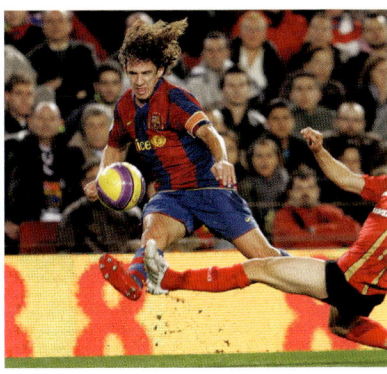
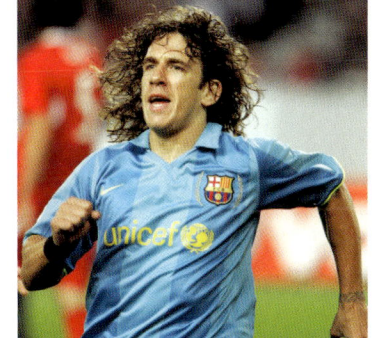

Garzeit
20 Min.

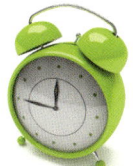
Zubereitungszeit
30 Min.

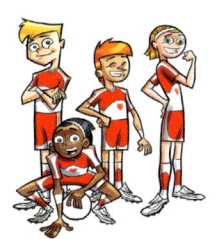
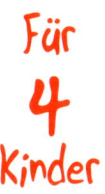
Für
4
Kinder

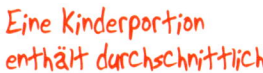
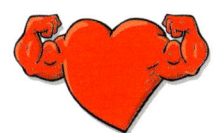
Eine Kinderportion enthält durchschnittlich:

Brennwert	1130 kj
	268 kcal
Eiweiß	9 g
Kohlenhydrate	38 g
Fett	10 g

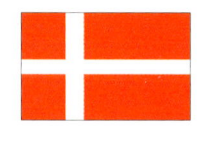

Cathrine Paaske Sørensen

Wie hilft mir eine gesunde Ernährung, gut zu spielen?

Ich bekomme dadurch eine Menge Energie.

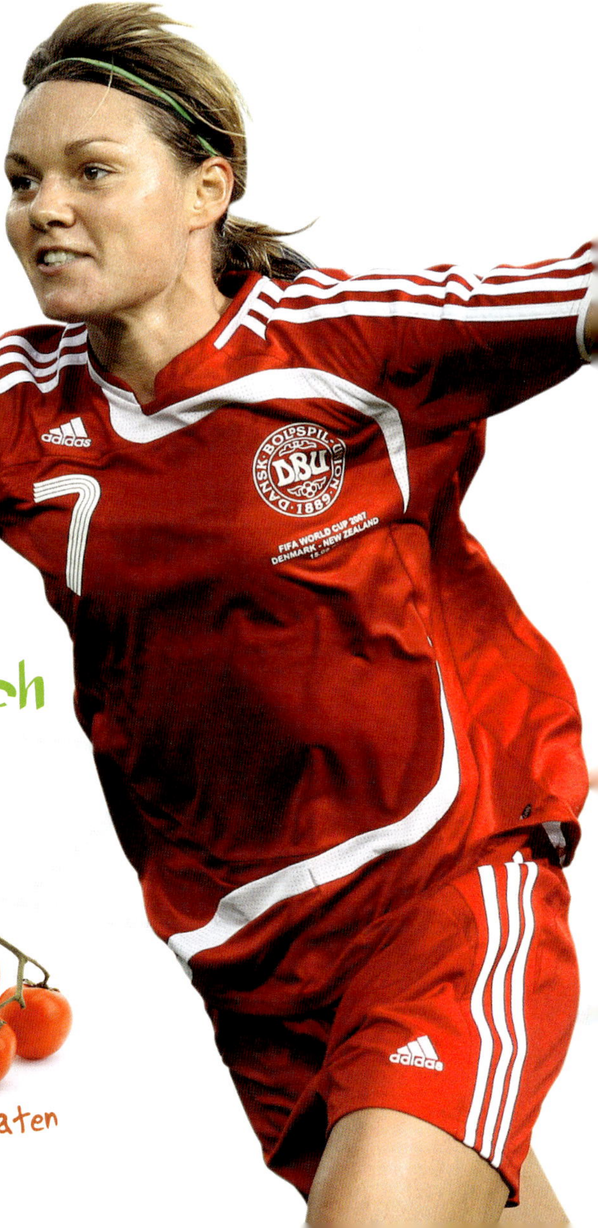

Zum Mittagessen mag ich
belegte Brote mit einem leckeren Belag, z.B.:

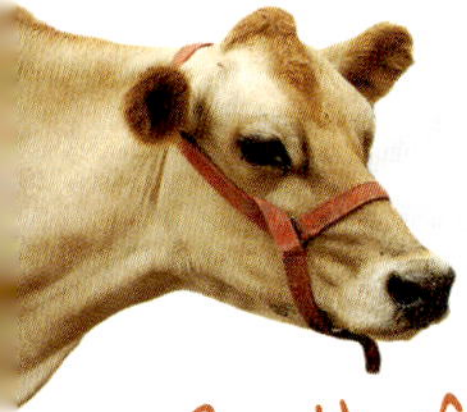

Roastbeef

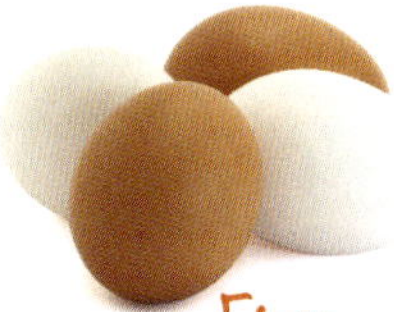

Eiern

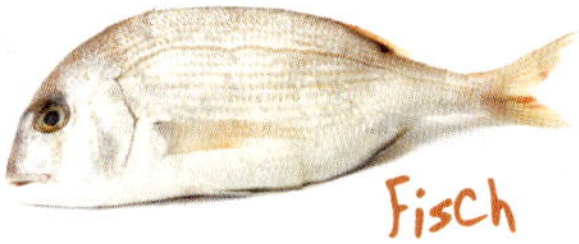

Fisch

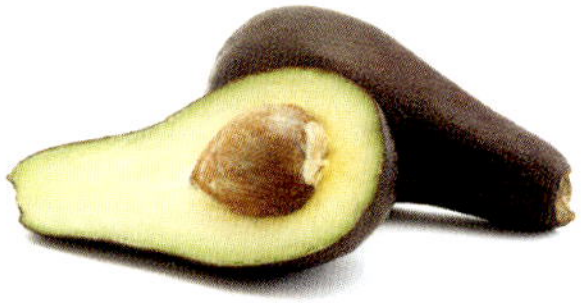

Avocado

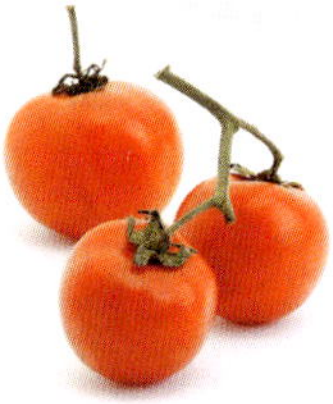

Tomaten

WORLD HEART FEDERATION®

Als Erfrischungsgetränk mag ich: Fruchtshake mit

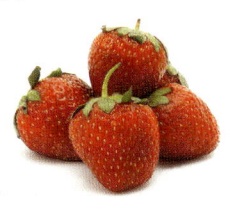
Erdbeeren

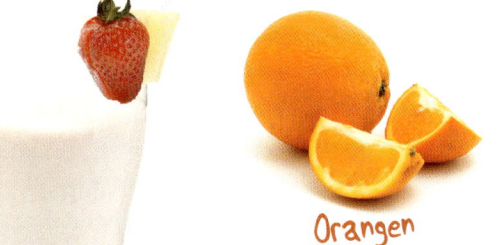

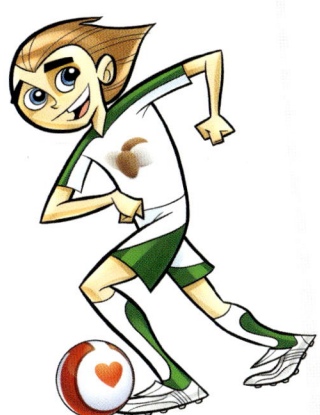
Orangen

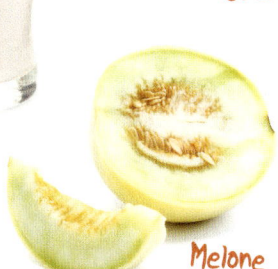
Melone

Bananen

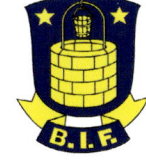

Wer kocht mein Lieblingsessen?

Meine Mutter und mein Lieblings-Thai-Restaurant!

Wie koche ich?
Schnell und gut!

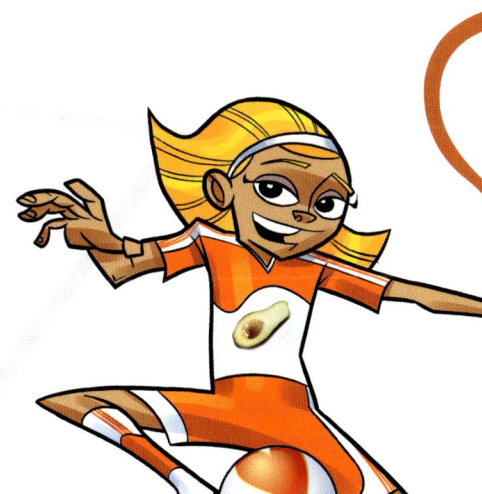

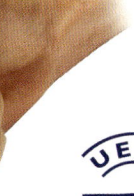

we care

Hühnchensalat
Mit Knoblauch-Curry-Joghurt-Dressing
Cathrine Paaske Sørensen

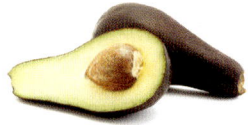

Avocado
1, geschält und geschnitten

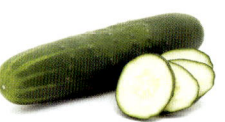

Salatgurke
½, in Scheiben geschnitten

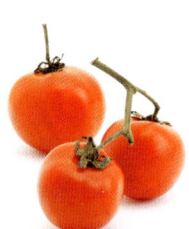

Tomate
1, geschnitten

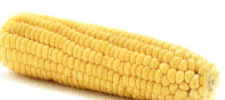

Maiskolben
1, gekocht, Maiskörner vom Kolben schaben

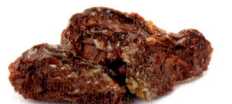

Getrocknete Tomaten
1, fein geschnitten

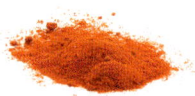

Currypulver
1 EL

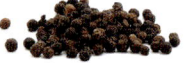

Pfeffer
1 TL

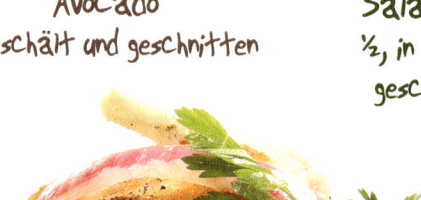

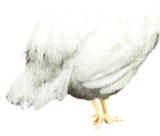

Hühnchenbrust
2, gebraten, in Scheiben geschnitten

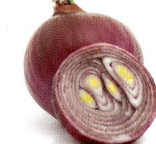
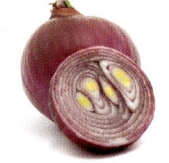

Rote Zwiebel
½, in Scheiben geschnitten

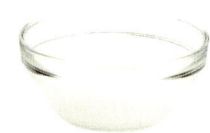

Naturjoghurt
2 kleine Becher

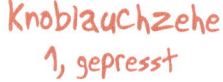

Knoblauchzehe
1, gepresst

Salatdressing aus
Joghurt, Knoblauch,
Pfeffer und Currypulver
zusammenrühren.

Für den Salat kannst
du nach Geschmack
auch beliebige andere
Zutaten verwenden.

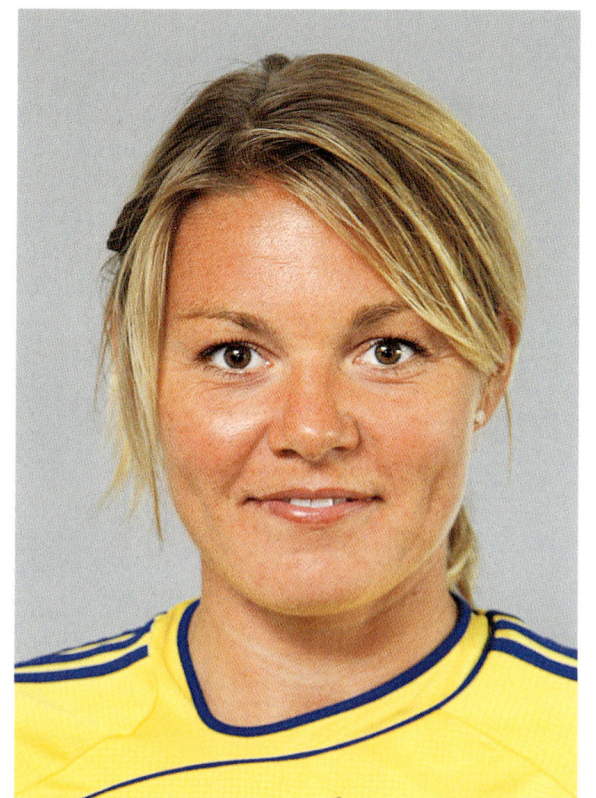

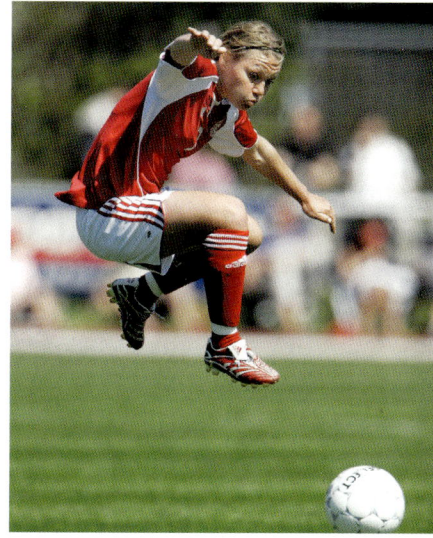

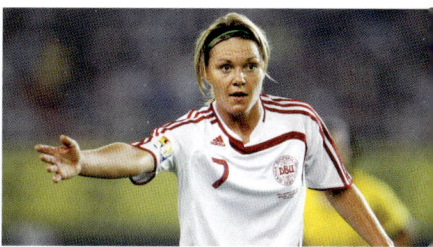

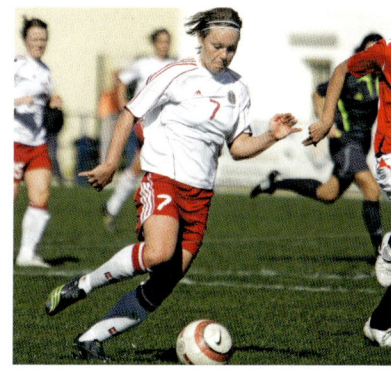

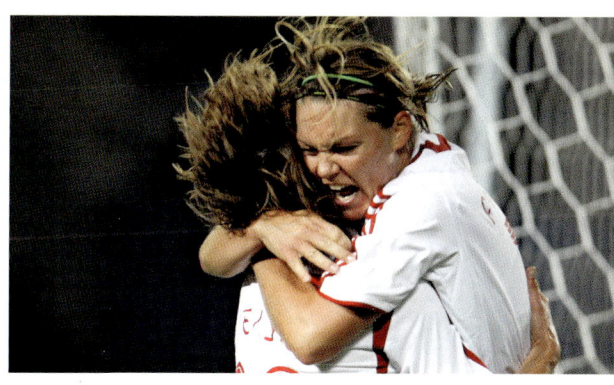

Garzeit
10 Min.

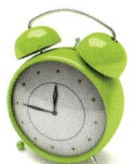

Zubereitungszeit
15 Min.

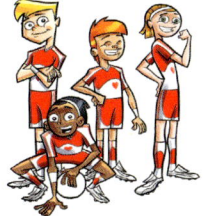

Für
4
Kinder

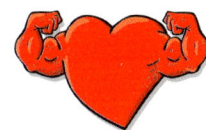

Eine Kinderportion
enthält durchschnittlich:

Brennwert	1287 kJ
	308 kcal
Eiweiß	22 g
Kohlenhydrate	17 g
Fett	17 g

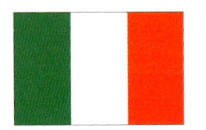

Fabio Cannavaro

Nach einem Spiel esse ich gerne:

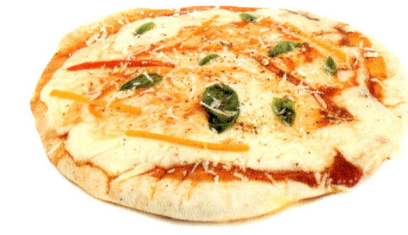

selbstgemachte Pizza mit frischen Tomaten und Mozzarella

Meine Lieblingszutaten?

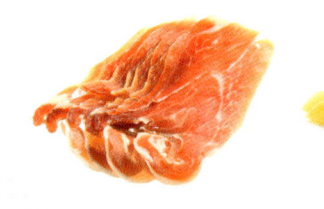
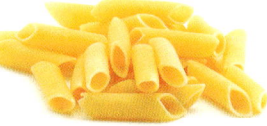

Parmaschinken, Pasta, Mozzarella

34

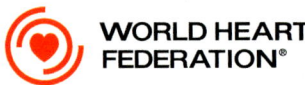

Wie hilft mir eine gesunde Ernährung, gut zu spielen?

Sie ist der Treibstoff für meine Leistung. Wenn du nicht den richtigen Treibstoff nimmst, kannst du nicht auf höchstem Niveau spielen!

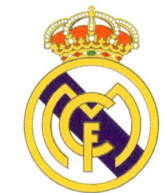

Mein Lieblingsessen als Kind?

Rigatoni alla Siciliana

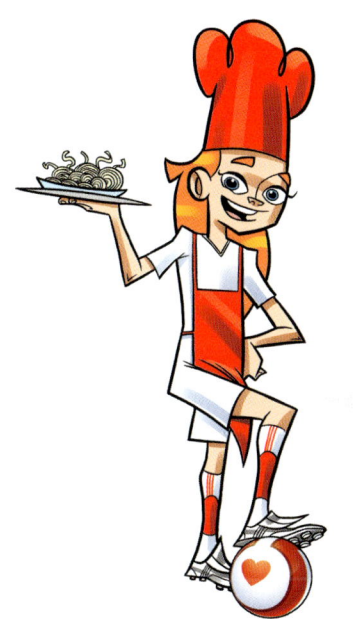

Wer kocht mein Lieblingsessen?

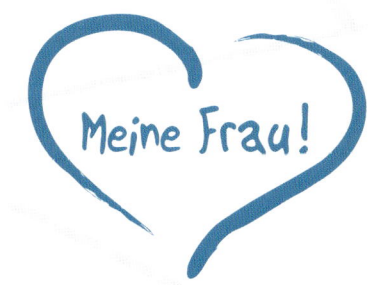

Meine Frau!

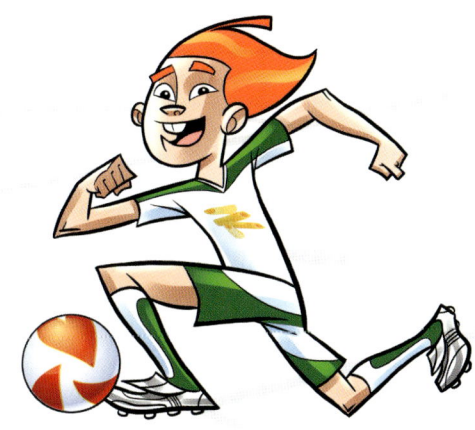

Wie koche ich?

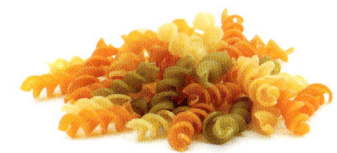
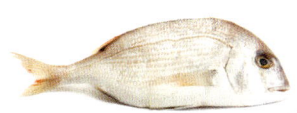
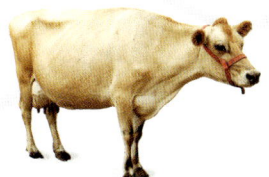
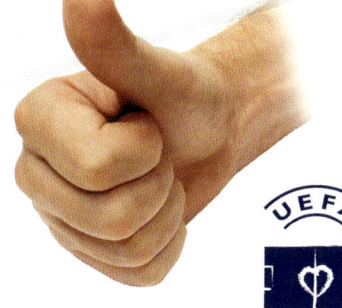

Gut!! Ich kann gute Pasta, Fisch und Steak machen.

UEFA
we care

Pasta alla Siciliana
Fabio Cannavaro

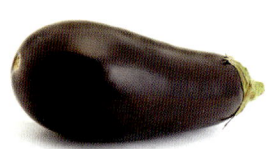

Tomaten
6, geschnitten

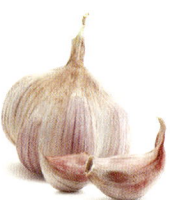

Auberginen
2, klein gewürfelt

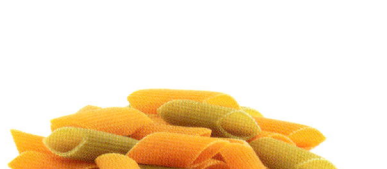

Pasta
160 g (Trockengewicht),
al dente gekocht

Knoblauch
4 Zehen, gepresst

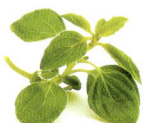

Basilikum
1 Handvoll, gehackt

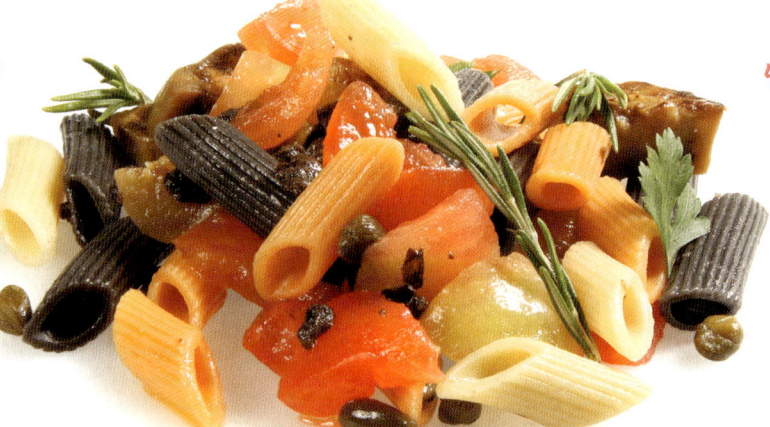

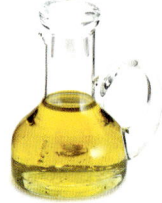

Olivenöl
1 EL

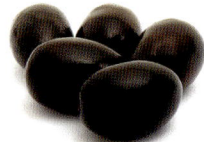

schwarze Oliven
12, geschnitten

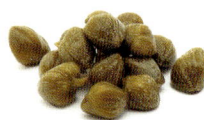

Kapern
2 EL

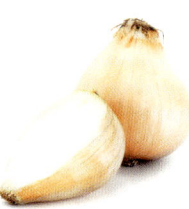

Zwiebeln
2, gehackt

Wasser in einem großen Topf zum Kochen bringen, einige Tropfen Öl hinzufügen, Pasta hineingeben, erneut zum Kochen bringen und ohne Deckel weiterkochen, bis sie al dente sind (ca. 5-10 Min., nach Packungsanleitung).

Zwiebeln in etwas Olivenöl anbraten, bis sie weich sind, Knoblauch und Auberginen hinzufügen, 5 Min. kochen, die übrigen Zutaten hinzufügen, weitere 5 Min. kochen und zu der Pasta geben. Basilikum, Oliven und Kapern hinzufügen.

Guten Appetit !!

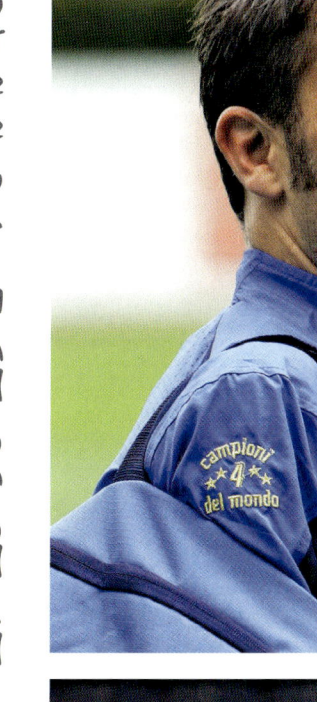
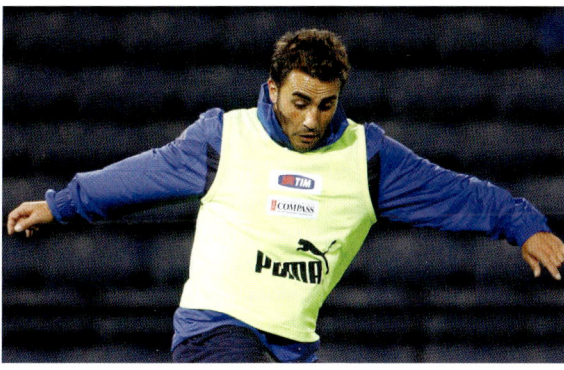
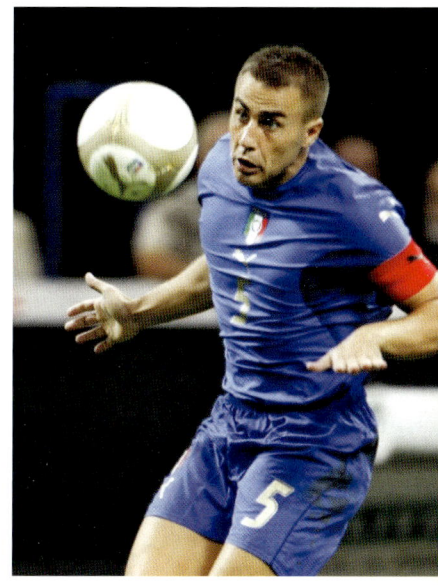
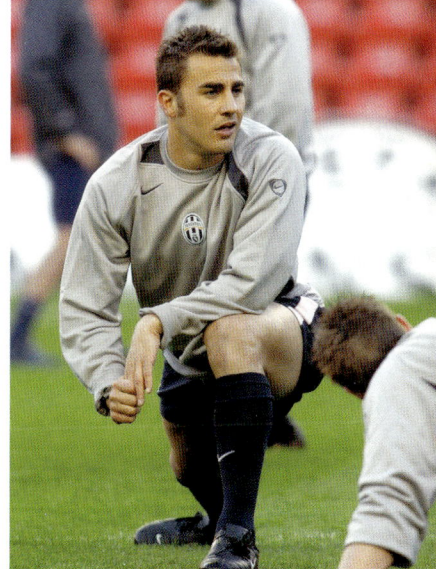

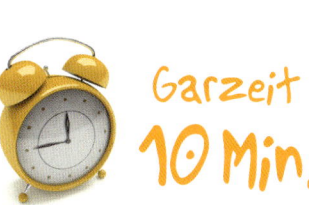
Garzeit
10 Min.

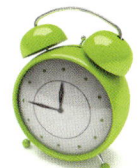
Zubereitungszeit
15 Min.

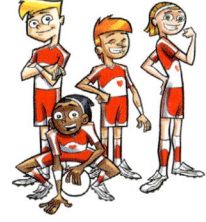

Für
4
Kinder

Eine Kinderportion enthält durchschnittlich:
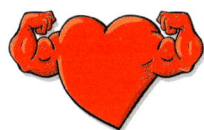

Brennwert	961 kj
	228 kcal
Eiweiß	7 g
Kohlenhydrate	38 g
Fett	7 g

Heurelho da Silva Gomes

Zum Frühstück vor einem Spiel mag ich:

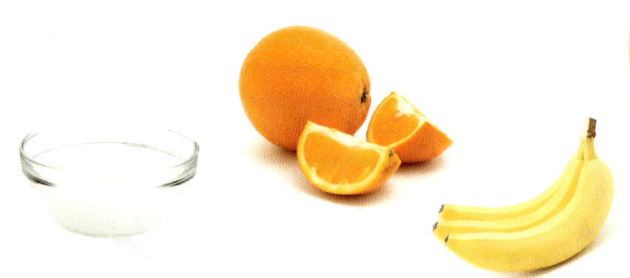

Joghurt und Obst mit frisch gepresstem Orangensaft

Nach einem Spiel esse ich gerne:

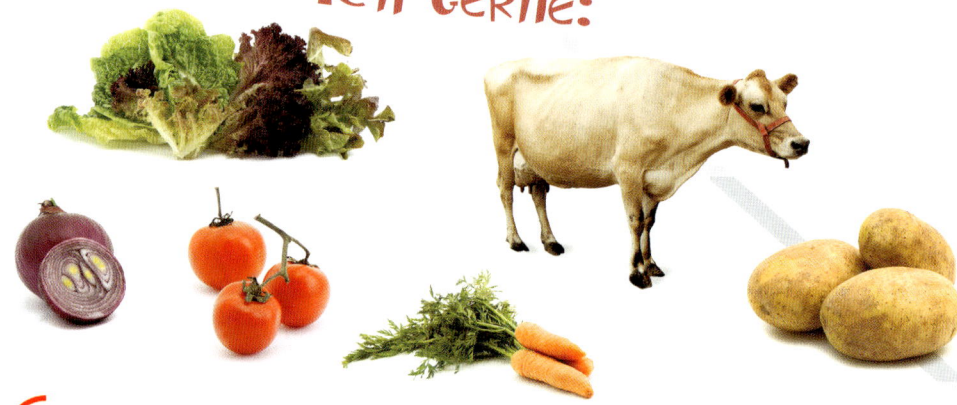

Salat, Rindfleisch und Kartoffeln

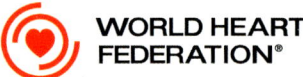

WORLD HEART FEDERATION®

Wie mir eine gesunde Ernährung hilft, gut zu spielen?

Ich habe einen klaren Kopf und mein Körper fühlt sich gut an!

Mein Lieblingsessen als Kind?

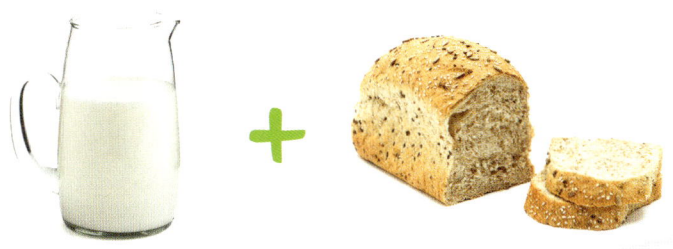

Milchsuppe mit Brot

Wer kocht mein Lieblingsessen?

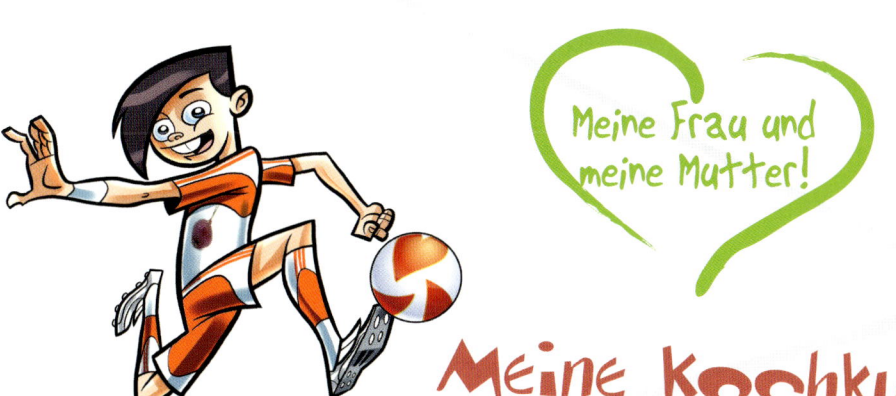

Meine Frau und meine Mutter!

Meine Kochkunst?

Ich versuche, mich in der Küche ein bisschen nützlich zu machen...

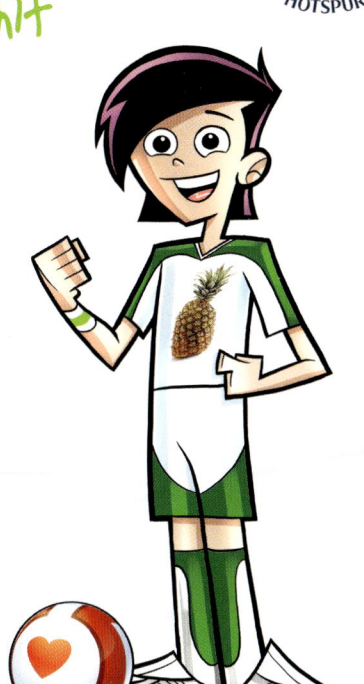

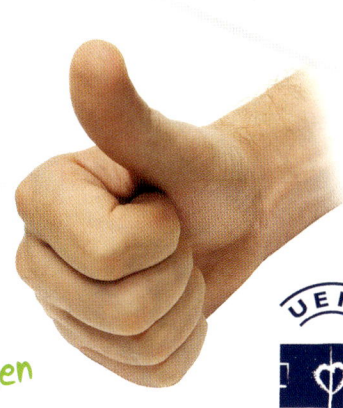

TOTTENHAM HOTSPUR

UEFA
we care

TROPISCHER NUDELSALAT
Heurelho da Silva Gomes

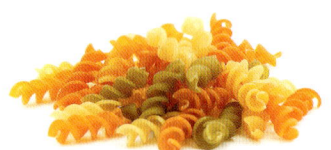

Nudeln
160 g (Trockengewicht),
al dente gekocht, abgekühlt

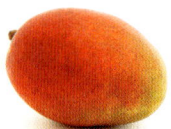

Mango
1, entkernt und fein
geschnitten

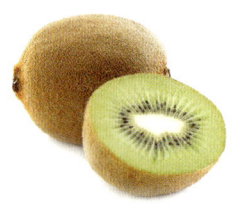

Kiwi
2, geschält,
in Stücke geschnitten

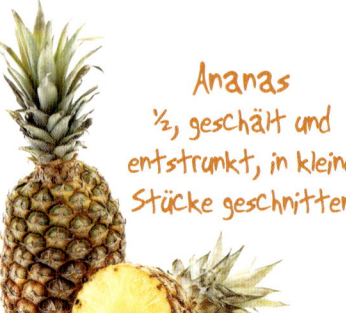

Ananas
½, geschält und
entstrunkt, in kleine
Stücke geschnitten

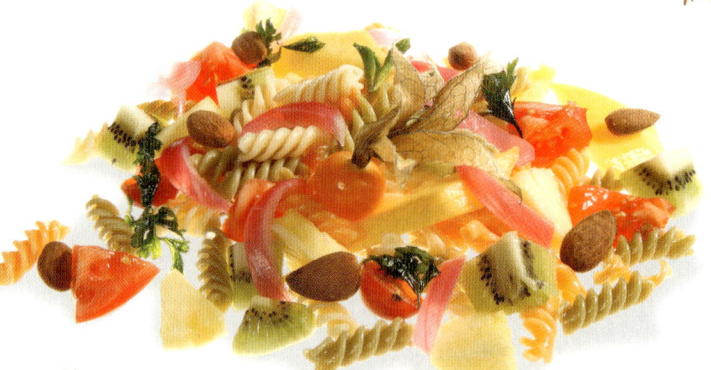

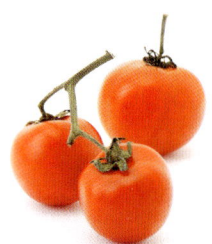

Tomaten
3, geschnitten

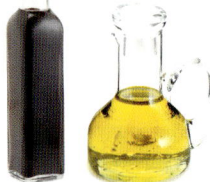

Dressing
Lieblingsdressing
nach Geschmack,
etwa 1 EL

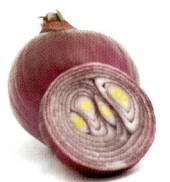

Rote Zwiebel
1, fein gehackt

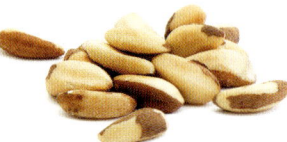

Paranüsse
3, oder nach Geschmack

Wasser in einem großen Topf zum Kochen bringen, einige Tropfen Öl hinzufügen, Nudeln hineingeben, erneut zum Kochen bringen und ohne Deckel weiterkochen, bis sie al dente sind (ca. 5–10 Min., nach Packungsanleitung).

Alles mischen, Dressing darüber geben und genießen!!

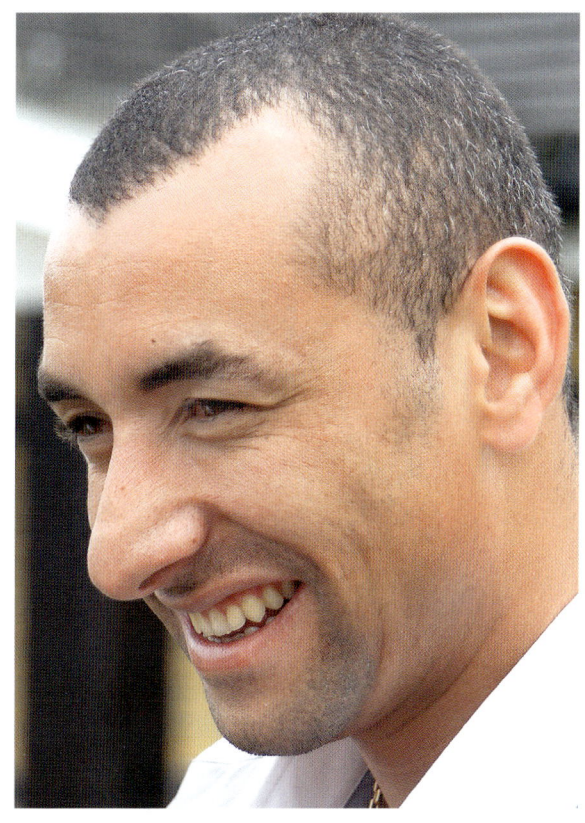

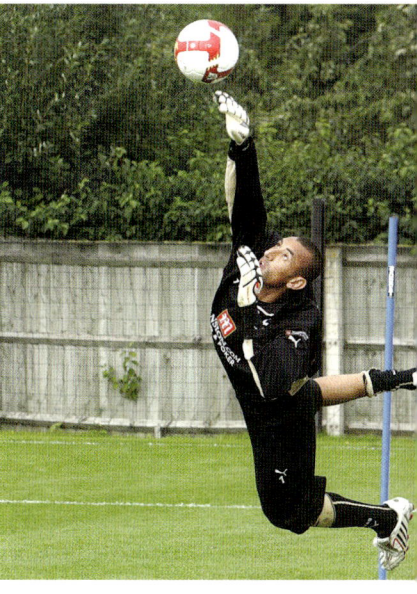

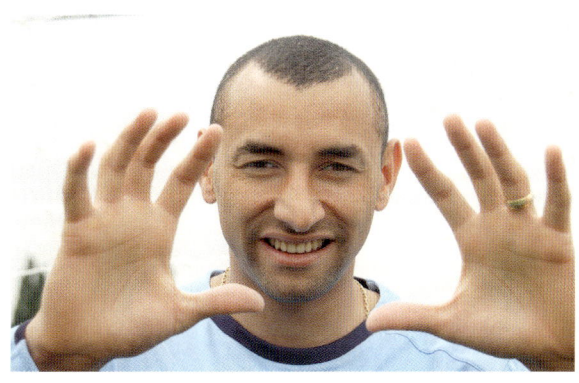

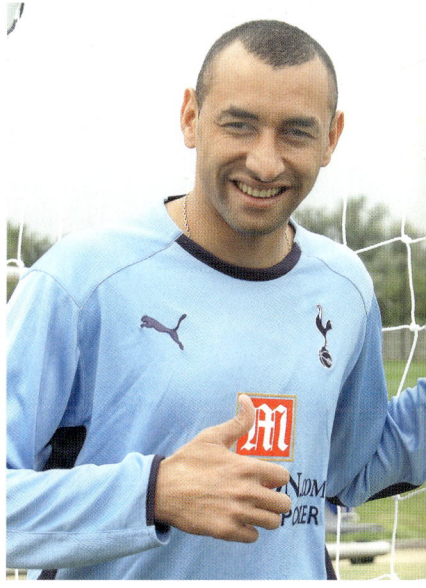

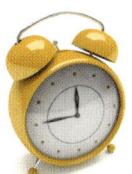
Garzeit
10 Min.

Zubereitungszeit
15 Min.

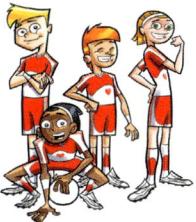

Für
4
Kinder

Eine Kinderportion enthält durchschnittlich:

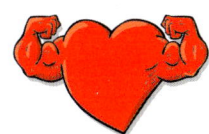

Brennwert	1049 kj
	250 kcal
Eiweiß	6 g
Kohlenhydrate	47 g
Fett	6 g

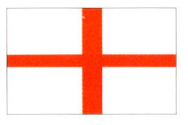

Kelly Smith

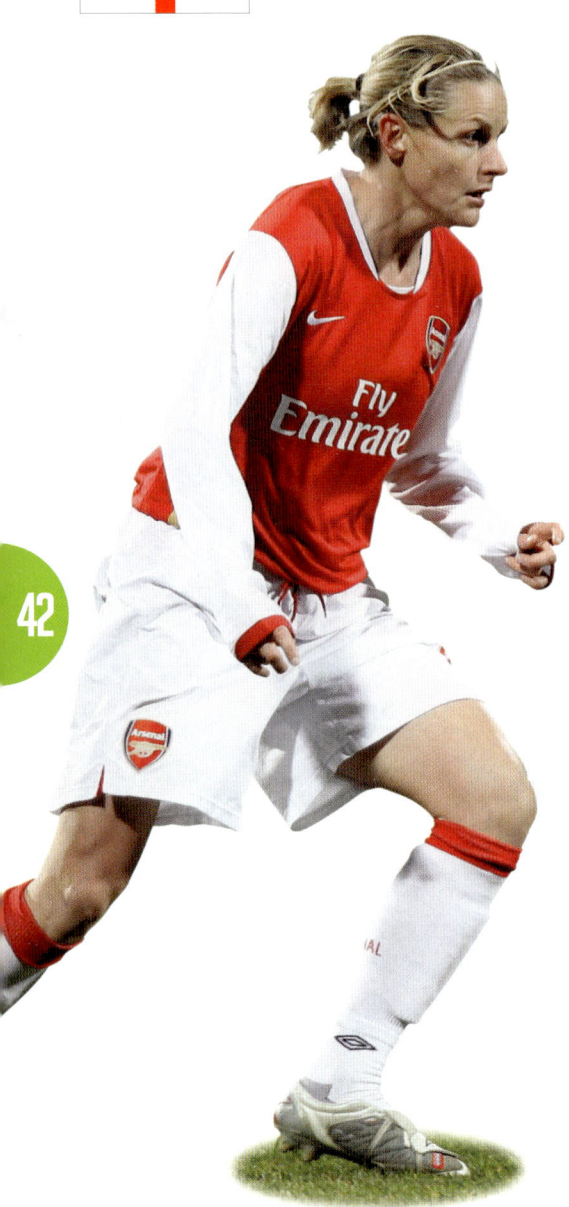

Meine Lieblingszutaten:

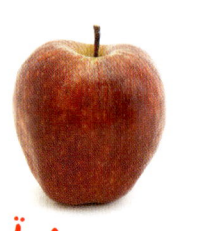

Äpfel

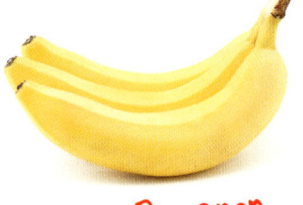
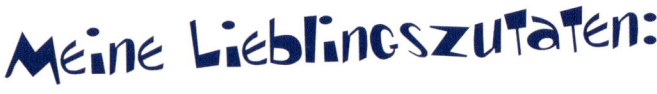

Bananen

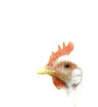

Hühnchen

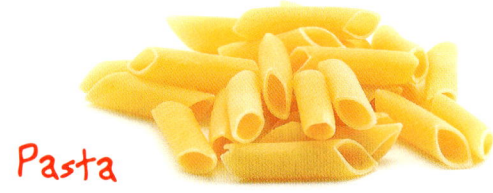

Pasta

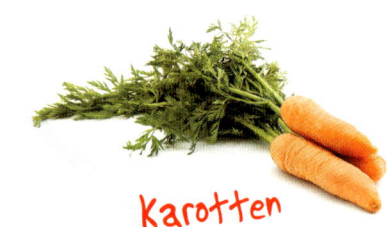

Karotten

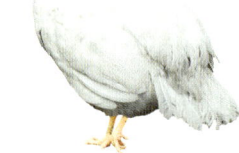

Zwiebeln

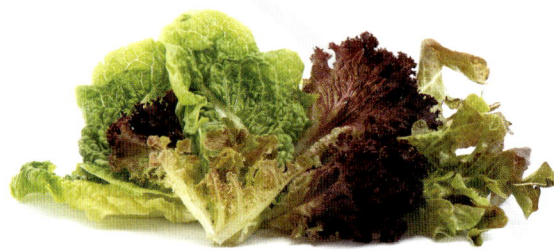

Salat

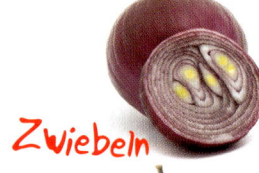

Tomaten

WORLD HEART FEDERATION®

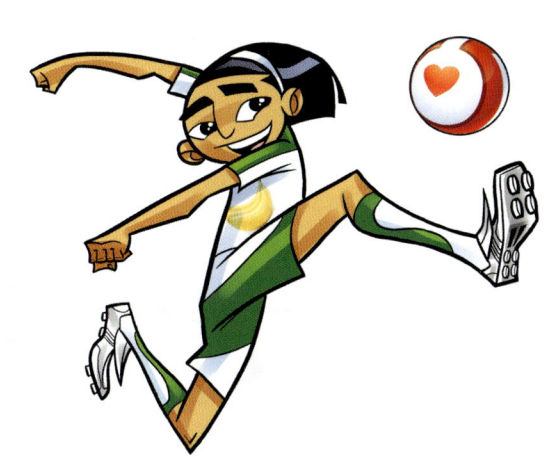

Wie hilft mir eine gesunde Ernährung, gut zu spielen?

Mein Körper bekommt die richtige Menge Energie, damit ich auf höchstem Niveau spielen kann.

Wer kocht mein Lieblingsessen?

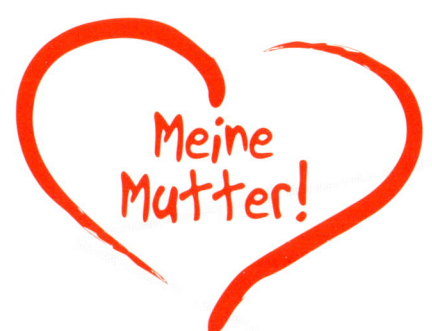

Meine Mutter!

Wie ist meine Kochkunst?

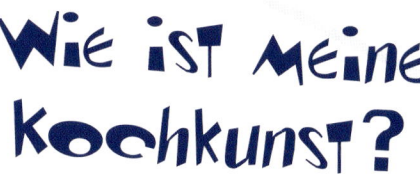

Ich habe Grundkenntnisse und finde es entspannend, zu kochen und dann mit meinen Mannschaftskameradinnen zusammenzusitzen und das Essen zu genießen.

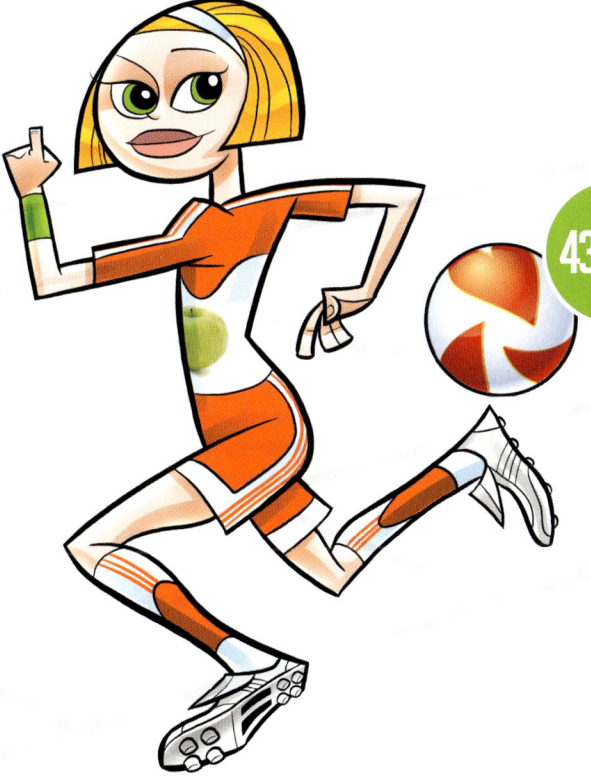

43

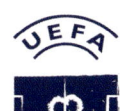

we care

Hühnchen-Salat-Sandwich
mit Limettenjoghurt
Kelly Smith

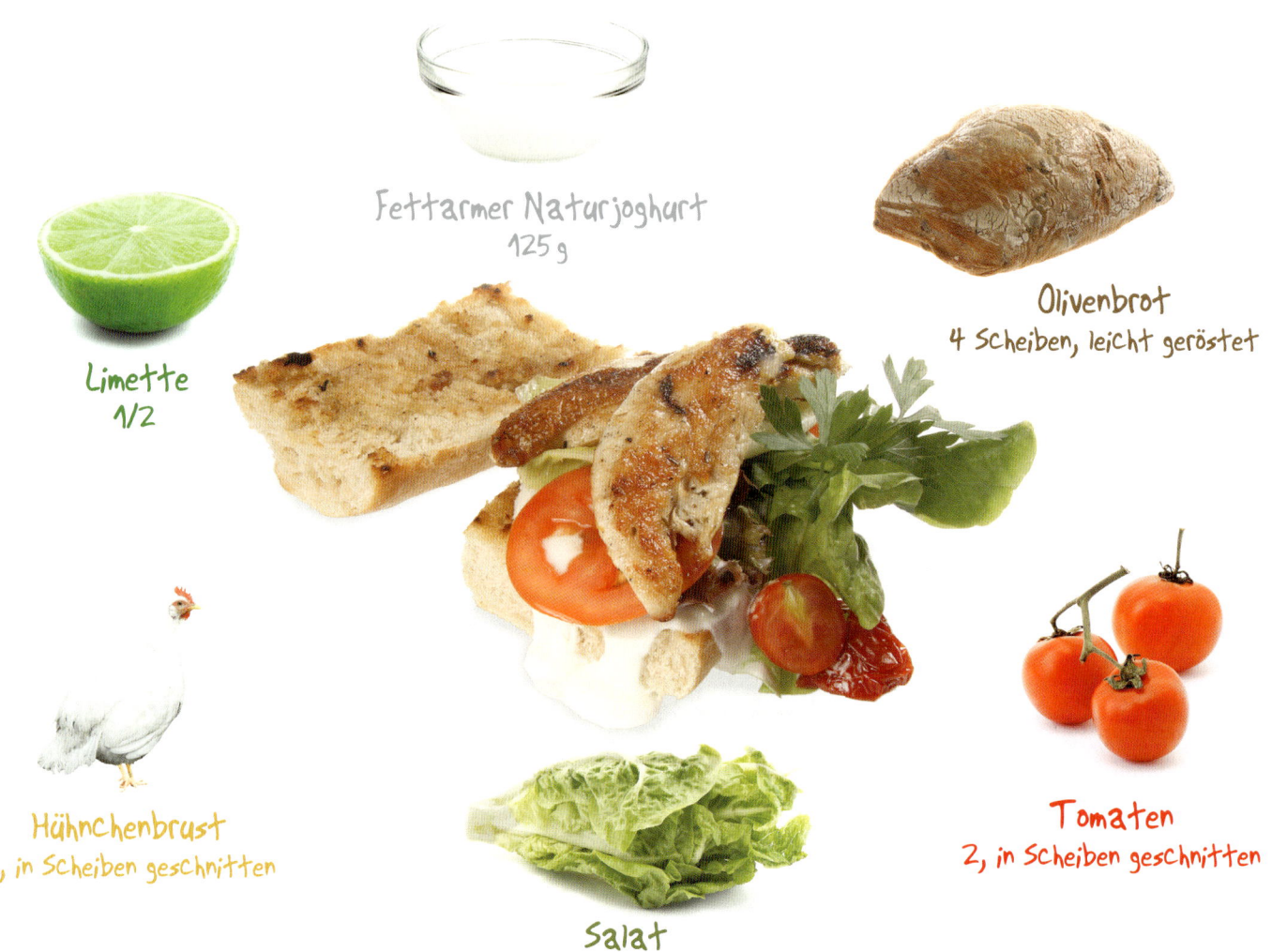

Fettarmer Naturjoghurt
125 g

Olivenbrot
4 Scheiben, leicht geröstet

Limette
1/2

Hühnchenbrust
2, in Scheiben geschnitten

Salat
4 kleine Blätter

Tomaten
2, in Scheiben geschnitten

Hühnchenscheiben
nach Geschmack
anbraten.

Limetten auspressen
und Saft mit dem
Joghurt verrühren.

Joghurt auf dem
Brot verteilen,
Hühnchenscheiben,
Tomate und Salat
darauf anrichten.

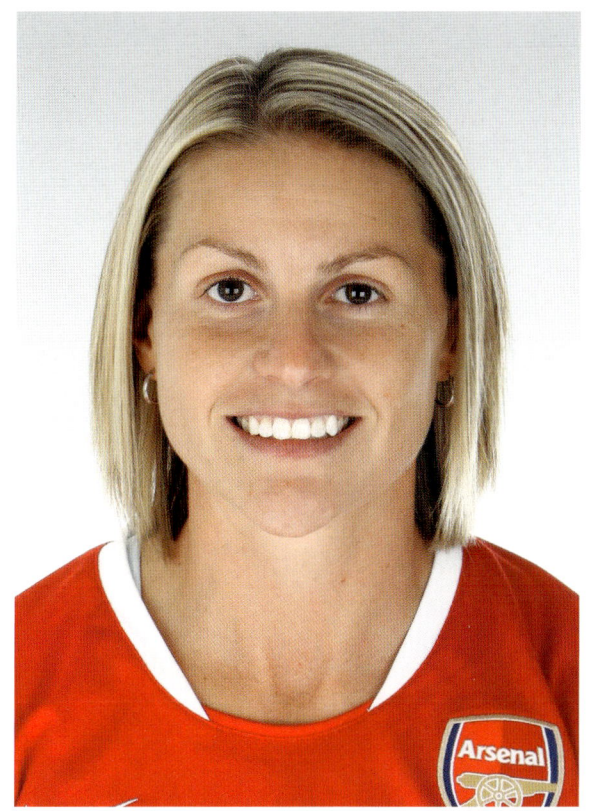

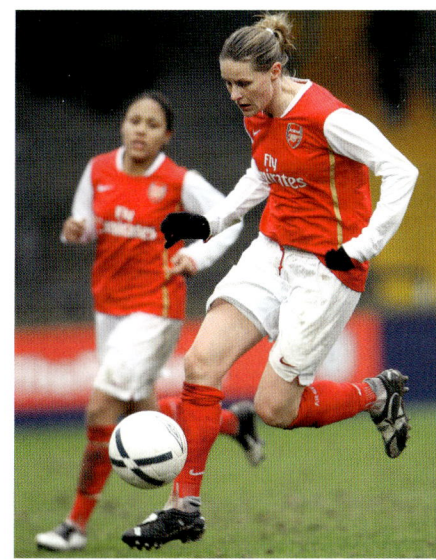

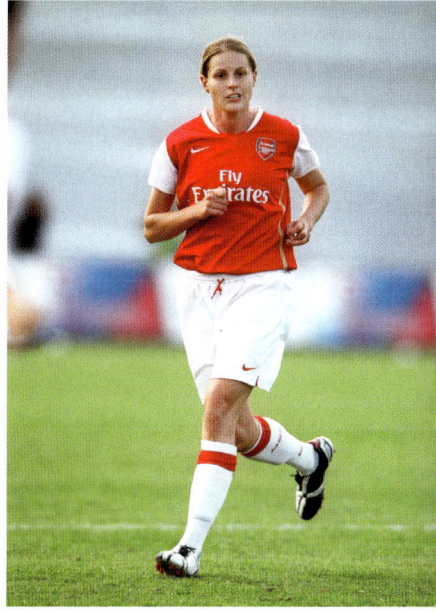

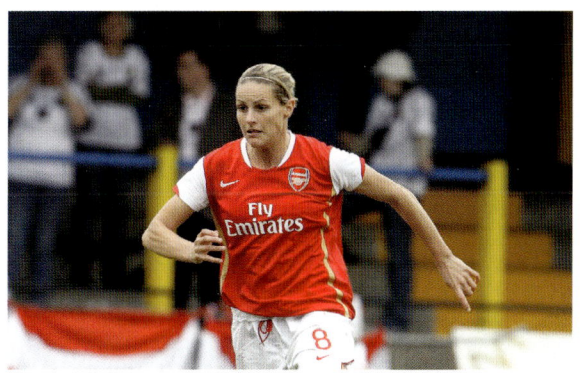

Garzeit
10 Min.

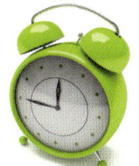
Zubereitungszeit
10 Min.

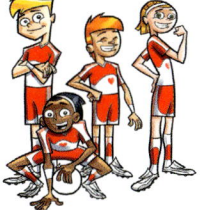

Für
4
Kinder

Eine Kinderportion
enthält durchschnittlich:

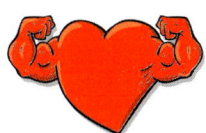

Brennwert	748 kj
	176 kcal
Eiweiß	21 g
Kohlenhydrate	19 g
Fett	2 g

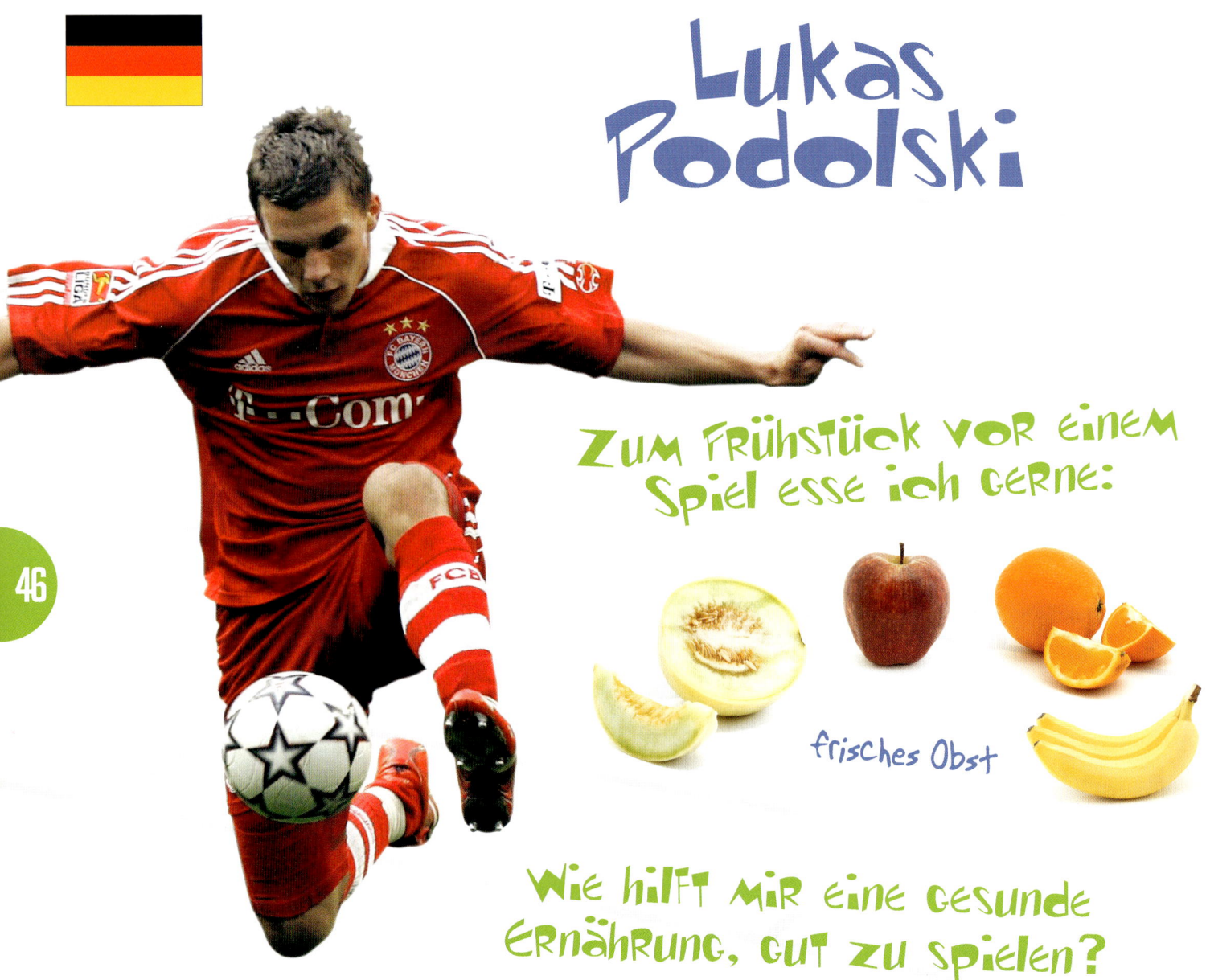

Lukas Podolski

Zum Frühstück vor einem Spiel esse ich gerne:

frisches Obst

Wie hilft mir eine gesunde Ernährung, gut zu spielen?

Du fühlst dich gut und hast eine Menge Energie, wenn du nicht viel Fett oder Zucker isst.

46

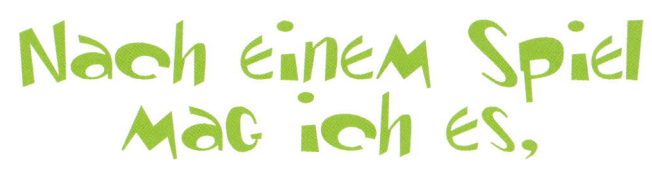

Nach einem Spiel mag ich es,

wenn meine Freundin Monika italienisch
oder polnisch kocht.

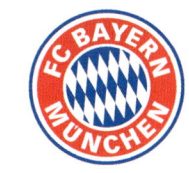

Gerichte, die ich als Kind mochte?

Alles,

was meine Mutter kocht!!!

Wer kocht mein Lieblingsessen?

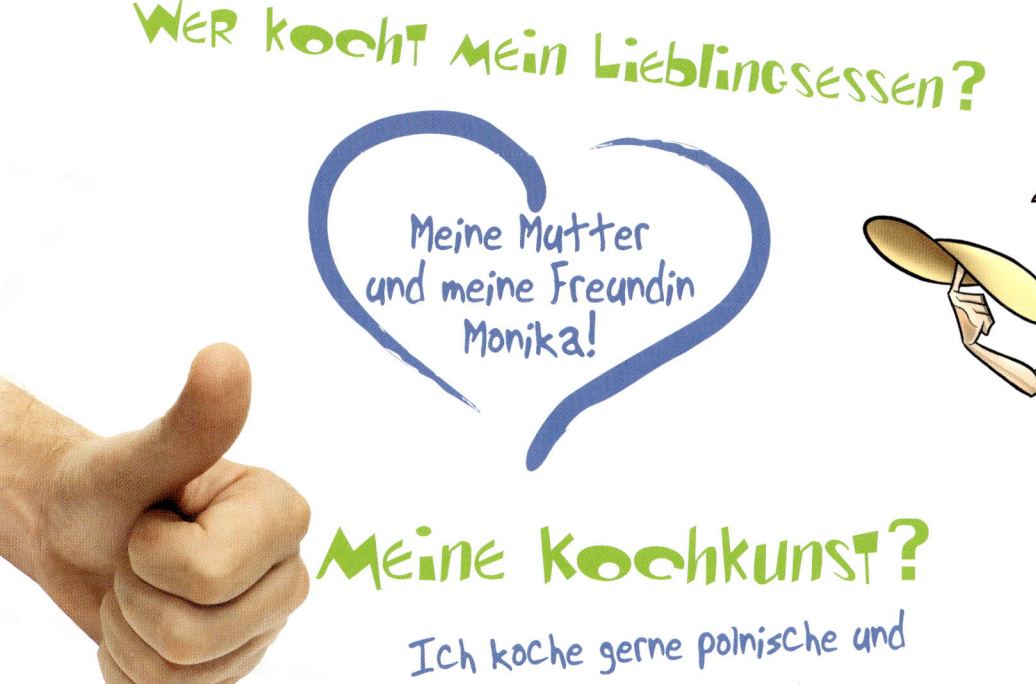

Meine Mutter
und meine Freundin
Monika!

Meine Kochkunst?

Ich koche gerne polnische und
italienische Gerichte.

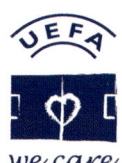

we care

47

Nudeln mit Paprika, Pute und Schinken

Lukas Podolski

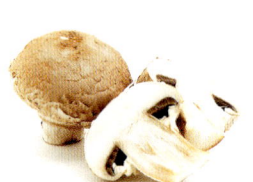

Pilze
150 g, in feine Scheiben geschnitten

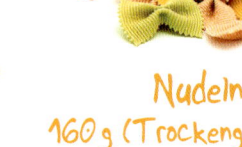

Nudeln
160 g (Trockengewicht), al dente gekocht

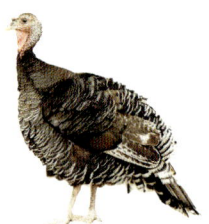

Putenfilets
250 g

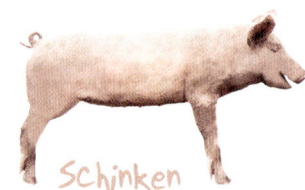

Schinken
50 g, gewürfelt oder in Streifen geschnitten

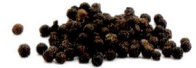

Pfeffer
nach Geschmack

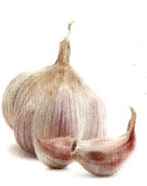

Knoblauchzehen
2, geschält und kleingeschnitten

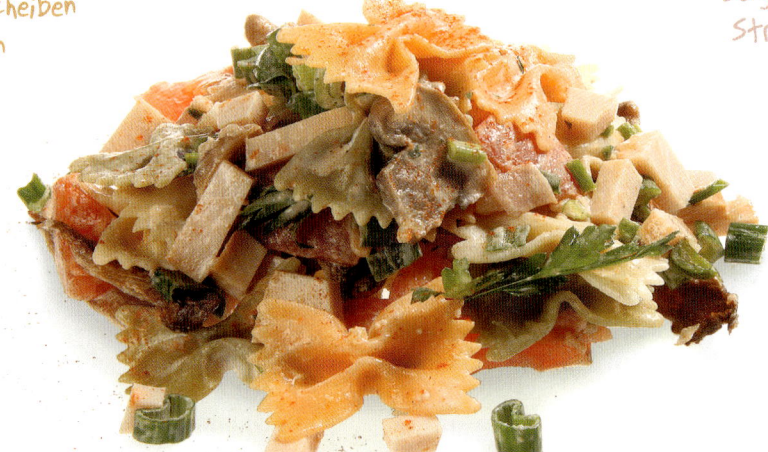

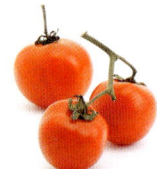

Tomaten
5, geschnitten

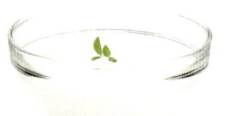

Crème fraîche
30 g

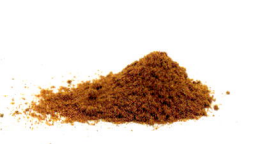

Frühlingszwiebeln
100 g, Knollen in feine Scheiben geschnitten

Paprikapulver
nach Geschmack

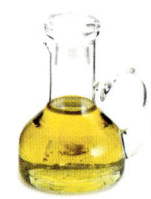

Olivenöl
2 EL

Wasser in einem großen Topf zum Kochen bringen, einige Tropfen Öl hinzufügen, Nudeln hineingeben, erneut zum Kochen bringen und ohne Deckel weiterkochen, bis sie al dente sind (ca. 5–10 Min., nach Packungsanleitung).

Olivenöl, Paprikapulver, Knoblauch, Pfeffer und eine Prise Salz vermischen und das Putenfleisch darin mindestens 15 Minuten marinieren.

Putenfleisch in Scheiben schneiden und bei starker Hitze kurz anbraten. Schinken hinzufügen und kurz mitbraten. Auf mittlere Hitze zurückdrehen, Tomaten, Frühlingszwiebeln und Pilze hinzufügen und kurz mitbraten, bis sie etwas weich sind. Crème fraîche hinzufügen und mit den Nudeln servieren.

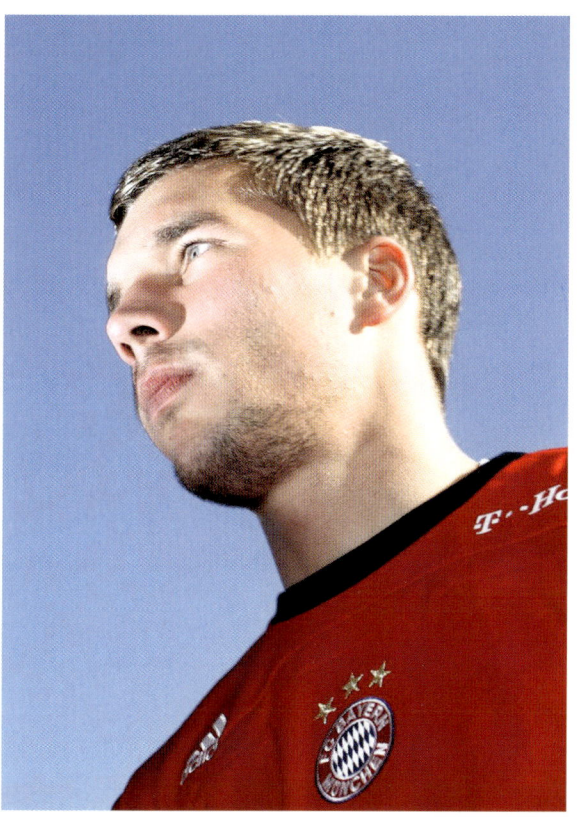

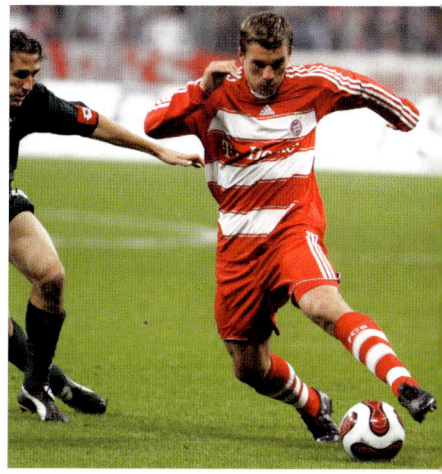

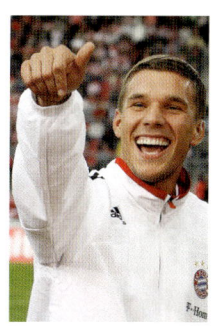

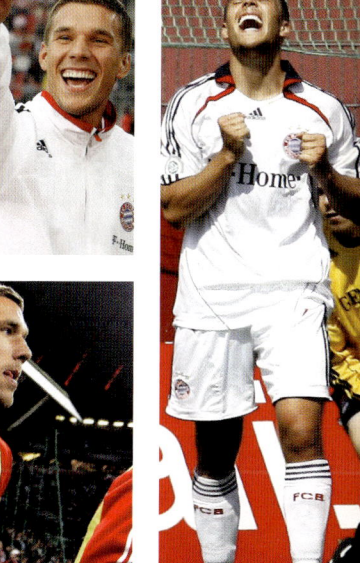

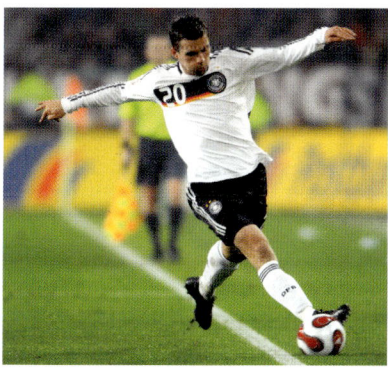

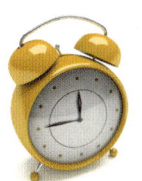 Garzeit
15 Min.

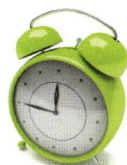 Zubereitungszeit
20–30 Min.

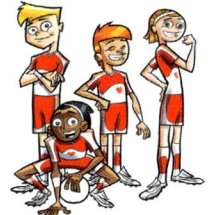 Für 4 Kinder

Eine Kinderportion enthält durchschnittlich:

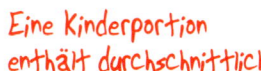
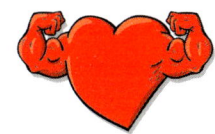

Brennwert	1268 kj
	301 kcal
Eiweiß	23 g
Kohlenhydrate	27 g
Fett	12 g

Miroslav Klose

Zum Frühstück vor einem Spiel esse ich gerne:

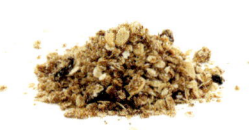 + 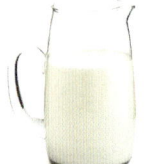 +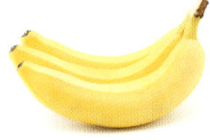

Müsli, warme Milch und Bananen

Meine Lieblingszutaten?

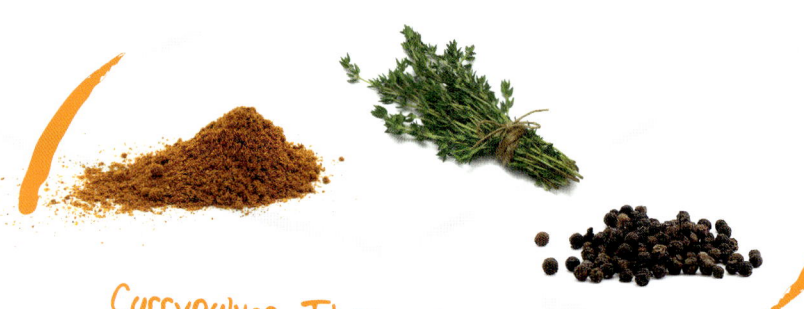

Currypulver, Thaigewürze, Pfeffer

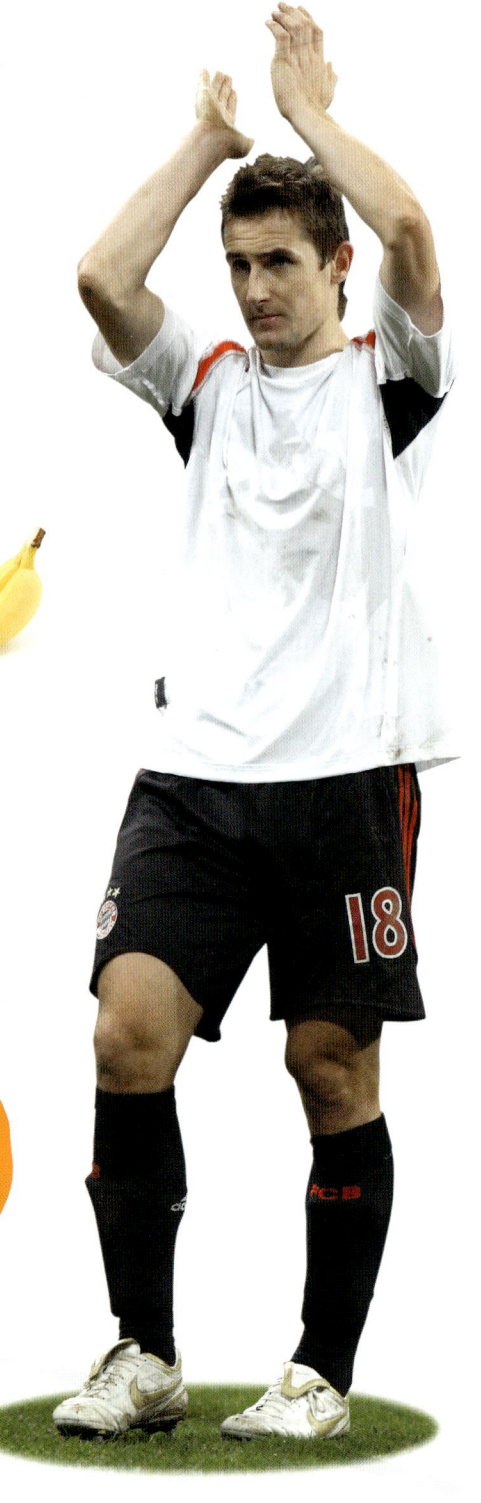

50

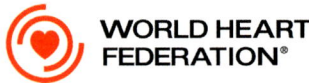

Wie mir eine gesunde Ernährung hilft, gut zu spielen?

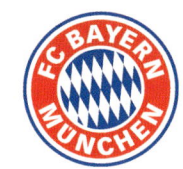

Sie gibt mir Kraft! Gesundes Essen ist unheimlich wichtig für Sportler, die erfolgreich sein wollen.

Als Erfrischungsgetränk mag ich:

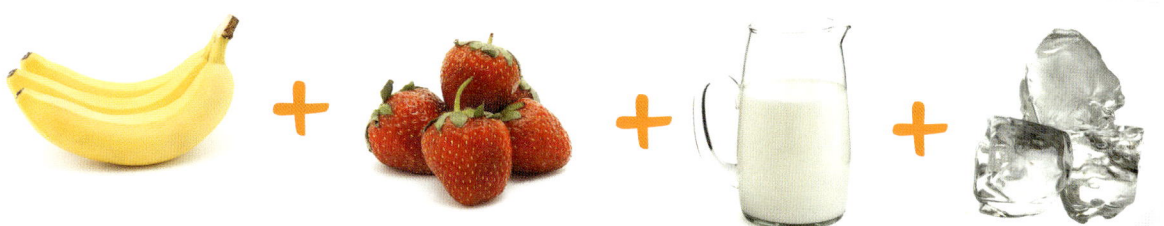

Bananen, Erdbeeren, Milch, etwas Zucker und Eis!

Wer kocht mein Lieblingsessen?

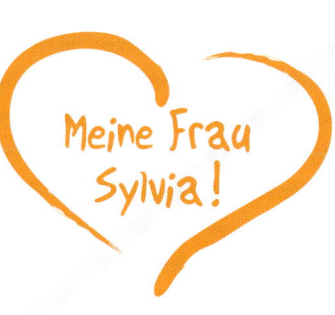

Meine Frau Sylvia!

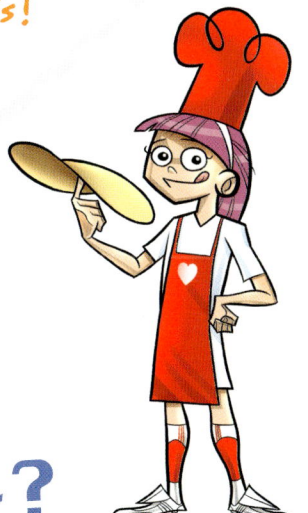

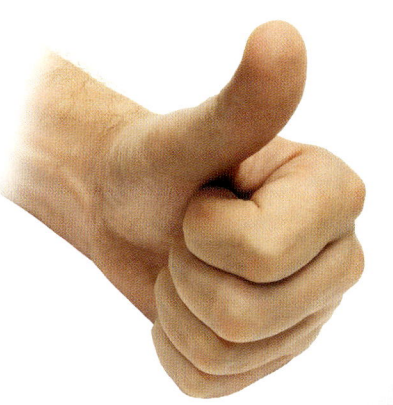

Meine Kochkünste?

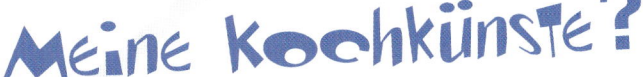

Ich koche gerne italienische, thailändische und polnische Gerichte.

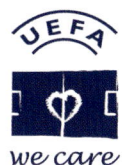

we care

POWER-OMELETTE
Miroslav Klose

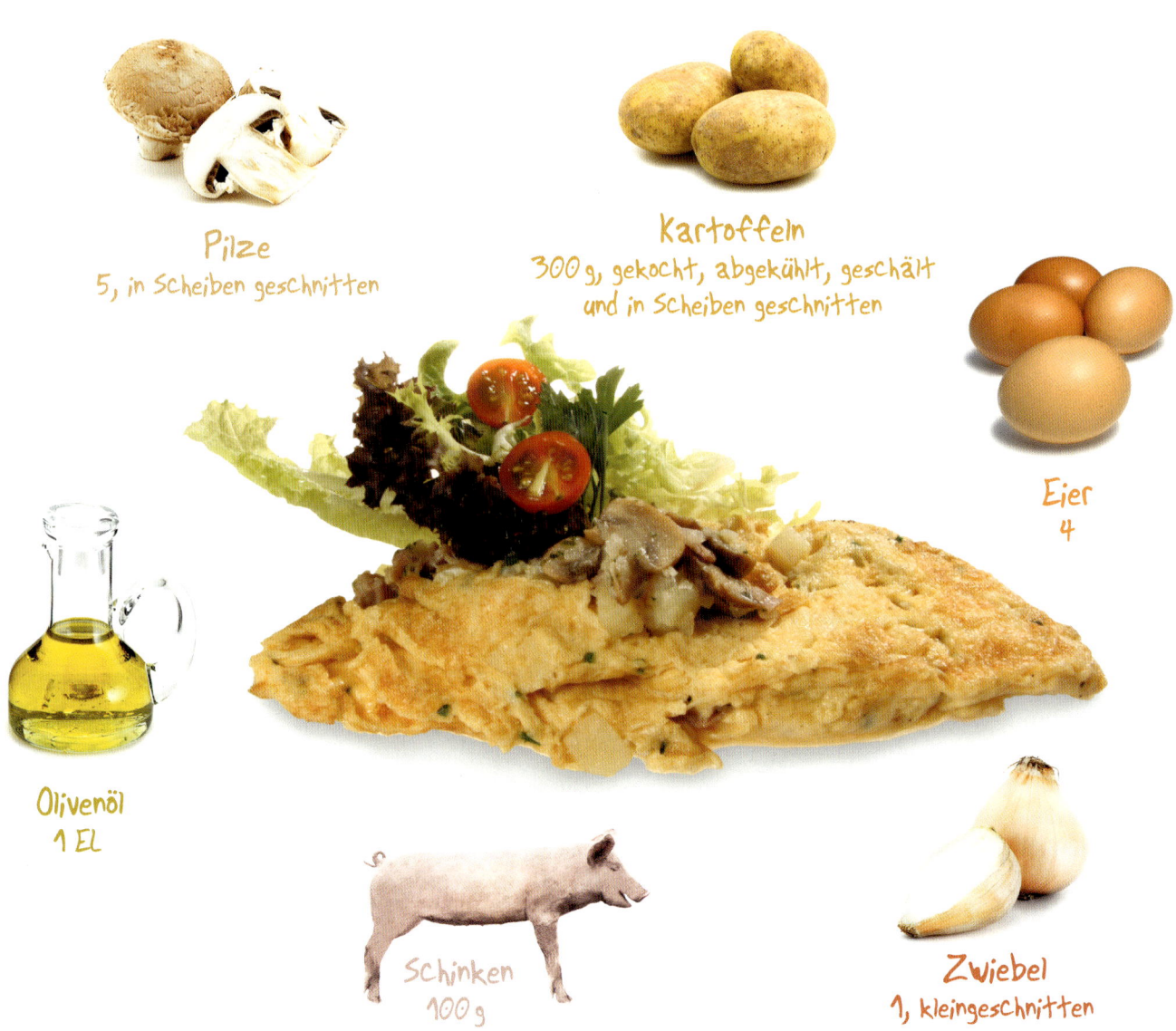

Pilze
5, in Scheiben geschnitten

Kartoffeln
300 g, gekocht, abgekühlt, geschält
und in Scheiben geschnitten

Eier
4

Olivenöl
1 EL

Schinken
100 g

Zwiebel
1, kleingeschnitten

52

Gekochte Kartoffeln in einem ½ EL Olivenöl anbraten, bis sie goldbraun sind. Beiseite stellen.

Pilze, Schinken und Zwiebeln in derselben Pfanne leicht anbraten; Kartoffeln hinzugeben.

Eier hinzufügen und einmal vorsichtig mit einem Rührlöffel umrühren. Auf niedriger Hitze backen und die Pfanne dabei leicht hin- und herbewegen.

Bereits gebackene Ränder mit einer Gabel anheben und Pfanne schwenken, damit die Flüssigkeit unter das Omelette laufen kann. Nicht umrühren! Ränder anheben, um zu sehen, ob der Boden des Omelettes schon goldbraun ist.

In der Mitte zusammenklappen und auf einen Teller geben. Mit Salat oder Gewürzgurken servieren.

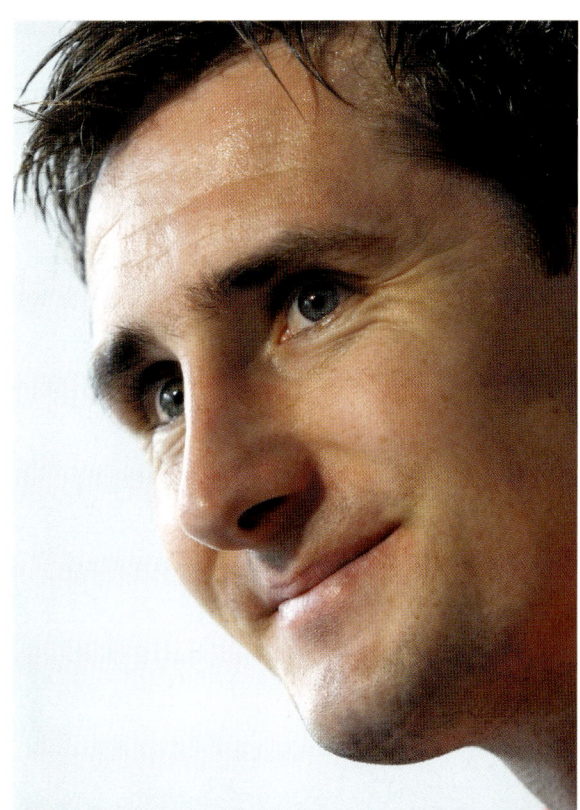

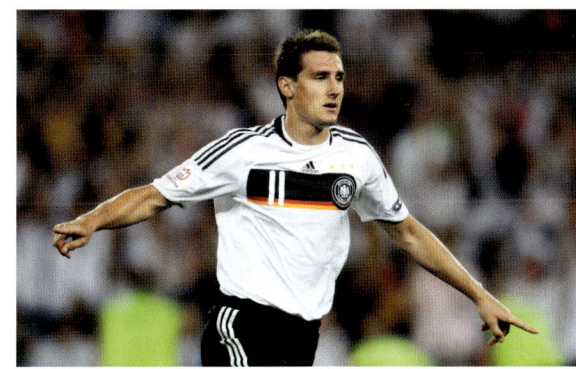

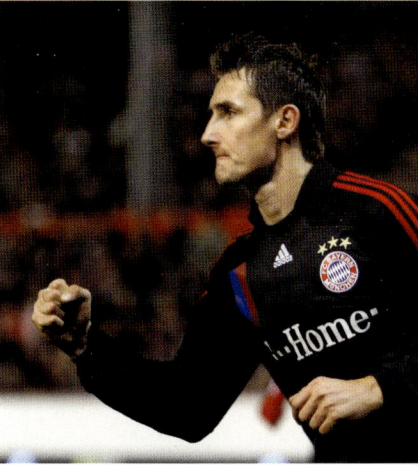

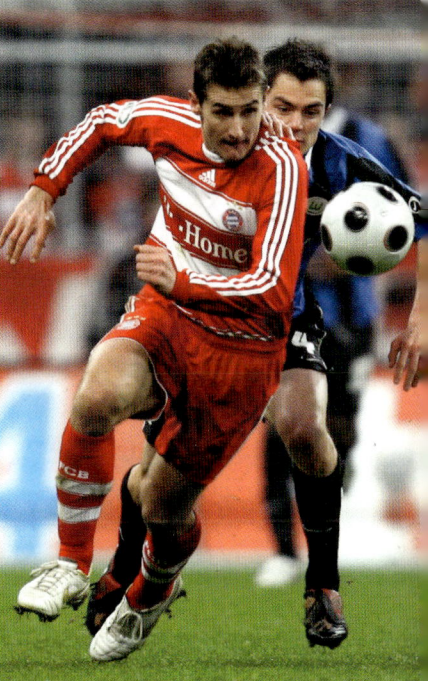

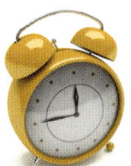
Garzeit
15 Min.

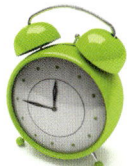
Zubereitungszeit
10 Min.

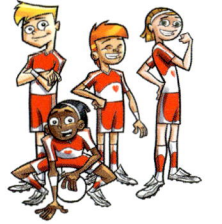
Für
4
Kinder

Eine Kinderportion enthält durchschnittlich:

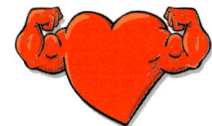

Brennwert	872 kj
	209 kcal
Eiweiß	15 g
Kohlenhydrate	14 g
Fett	11 g

Ruud van Nistelrooy

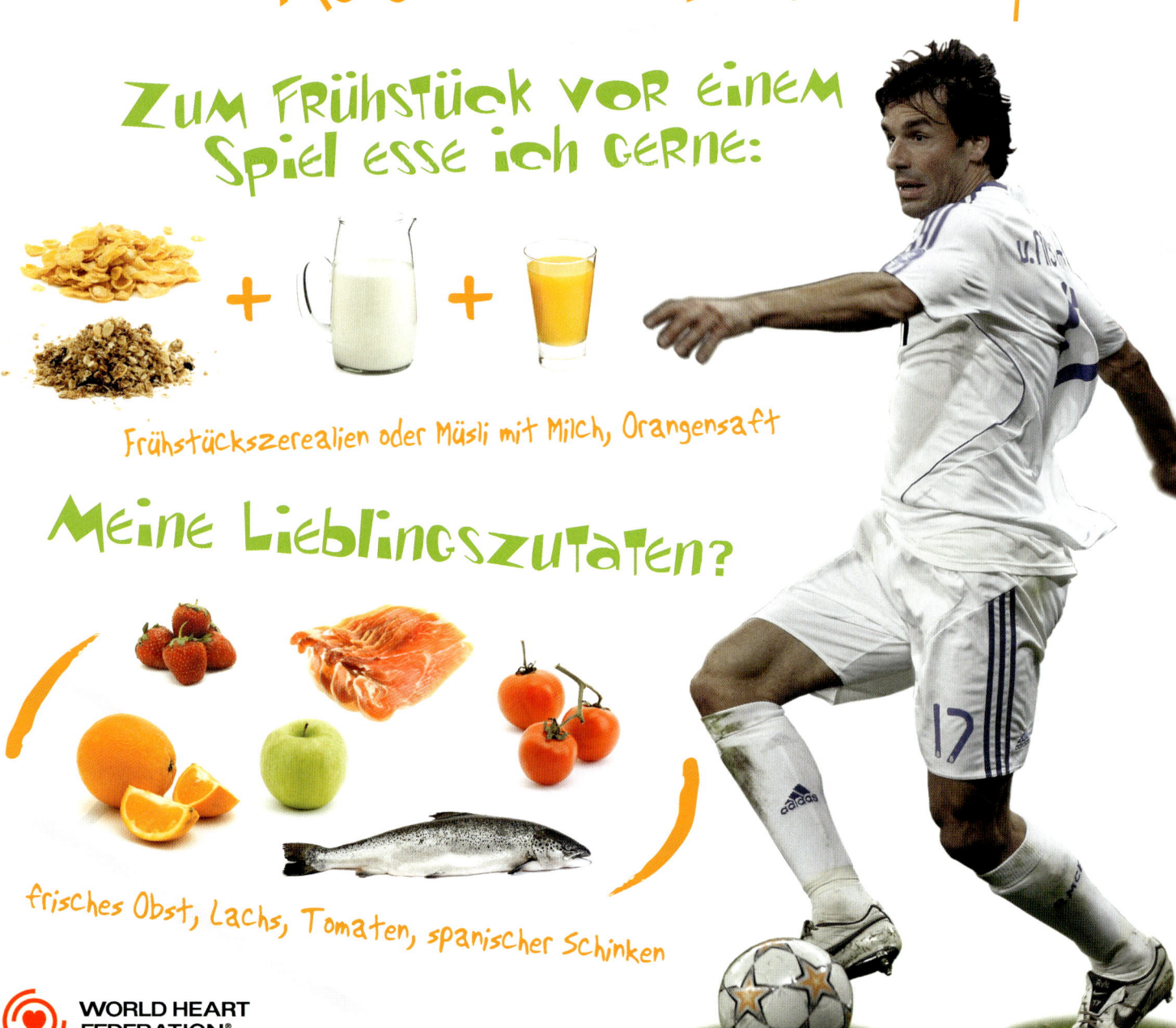

Zum Frühstück vor einem Spiel esse ich gerne:

+ + +

Frühstückszerealien oder Müsli mit Milch, Orangensaft

Meine Lieblingszutaten?

frisches Obst, Lachs, Tomaten, spanischer Schinken

54

Wie hilft mir eine gesunde Ernährung, gut zu spielen?

Je besser du isst, desto fitter bist du!

Meine Lieblingsgerichte als Kind?

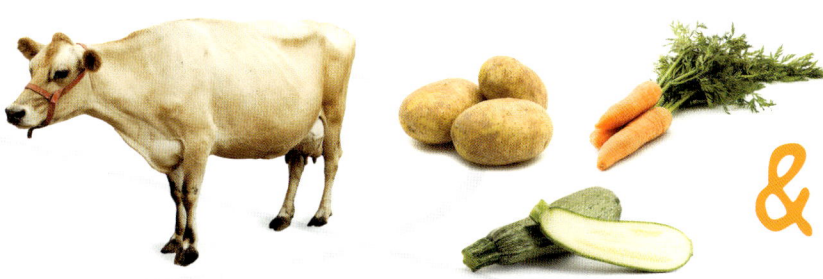

& die Gemüsesuppe meiner Mutter!

Steak mit Gemüse und Ofenkartoffeln

Wer kocht mein Lieblingsessen?

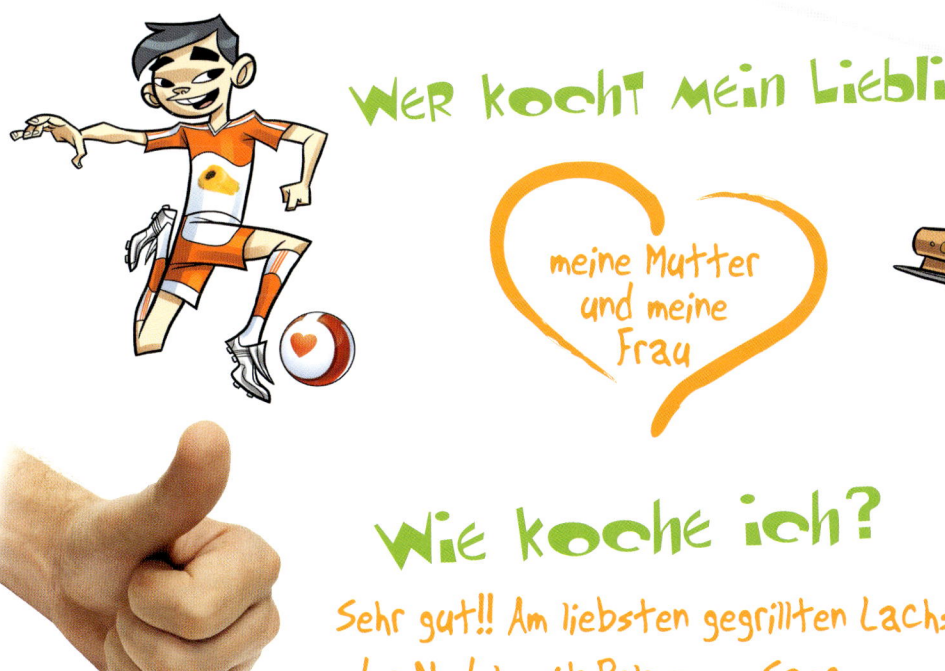

meine Mutter und meine Frau

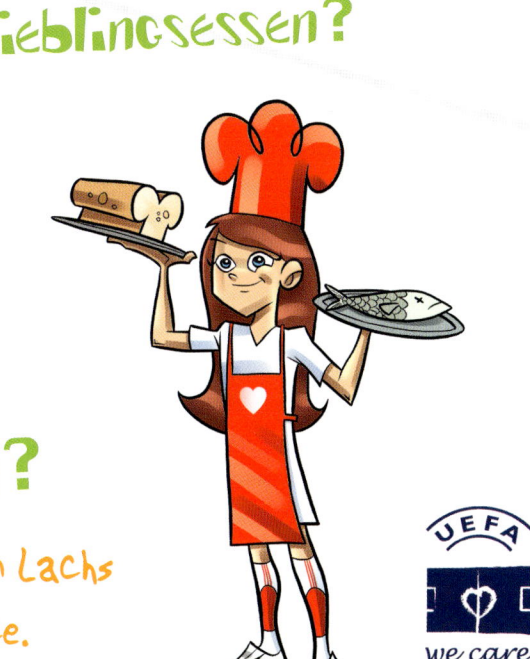

Wie koche ich?

Sehr gut!! Am liebsten gegrillten Lachs oder Nudeln mit Bolognese-Sauce.

we care

Gegrillter Lachs mit Gewürznelken und Gemüse
Ruud van Nistelrooy

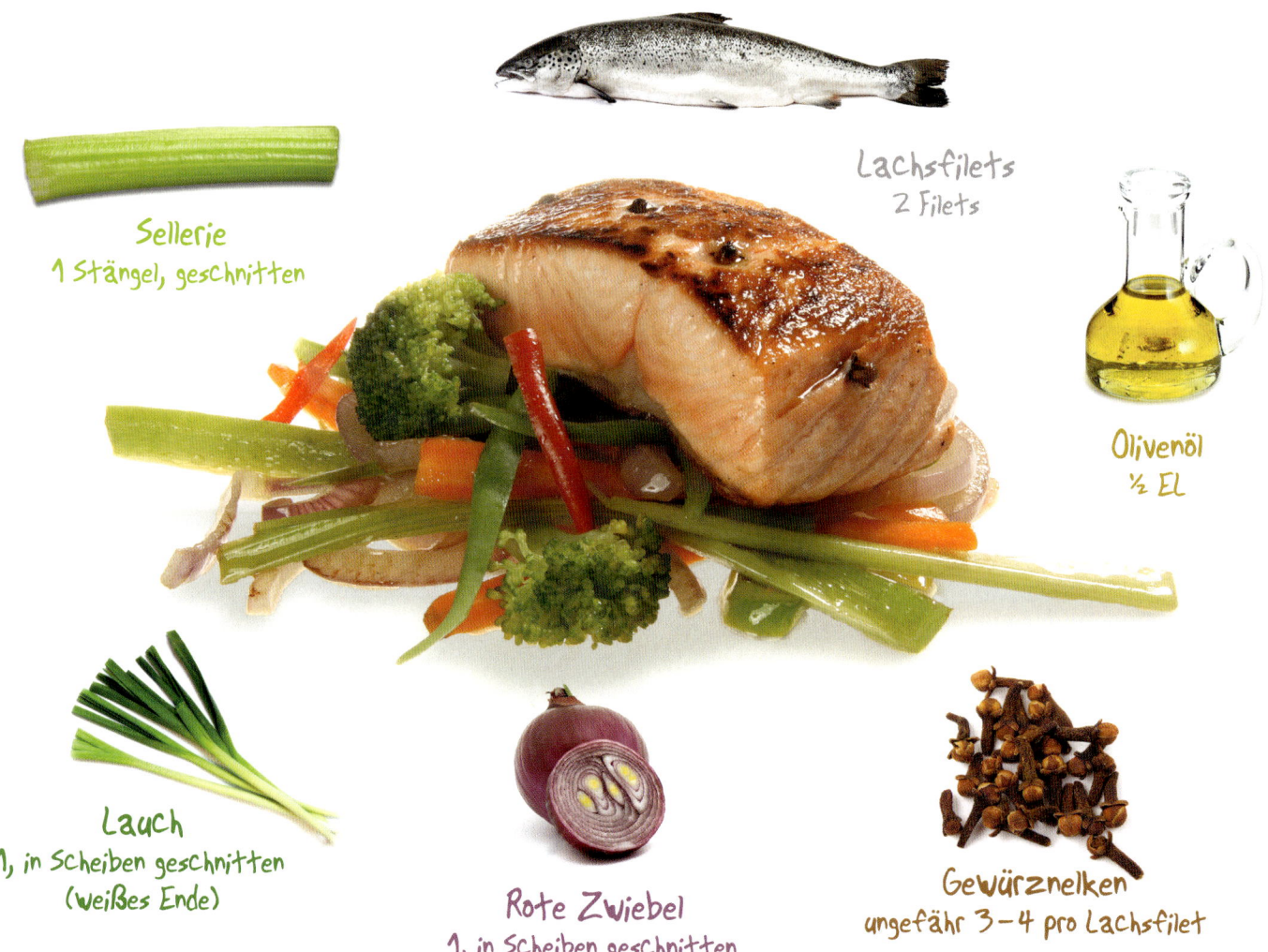

Lachsfilets
2 Filets

Sellerie
1 Stängel, geschnitten

Olivenöl
½ EL

Lauch
1, in Scheiben geschnitten
(weißes Ende)

Rote Zwiebel
1, in Scheiben geschnitten

Gewürznelken
ungefähr 3–4 pro Lachsfilet

Einige Gewürznelken in jedes Lachsfilet stecken und nach Geschmack grillen.

Die Nelken vor dem Servieren entfernen.

Das Gemüse grillen oder in etwas Olivenöl anbraten.

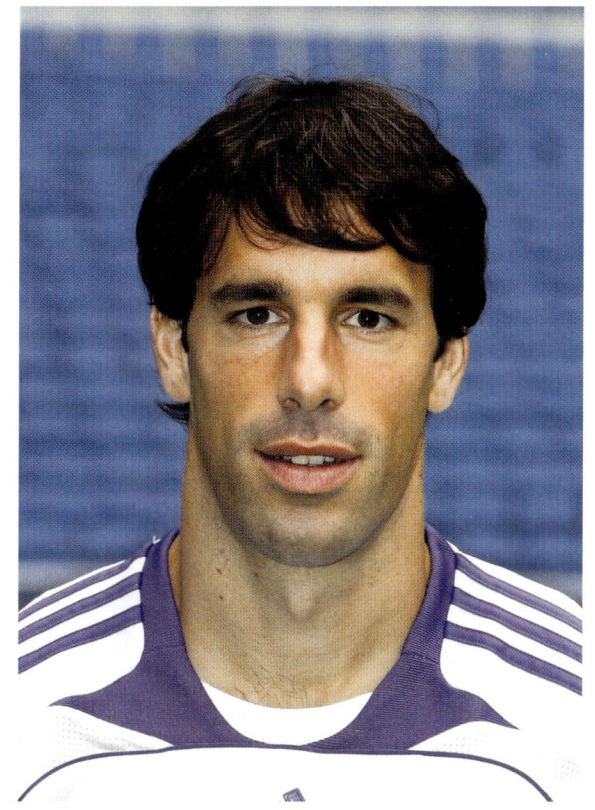

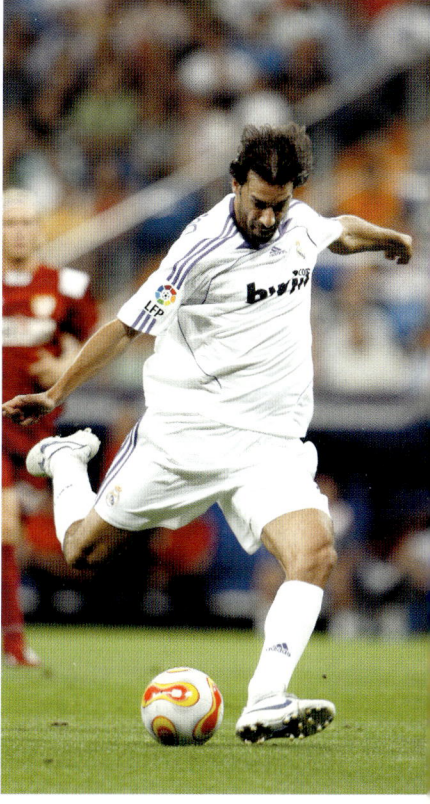

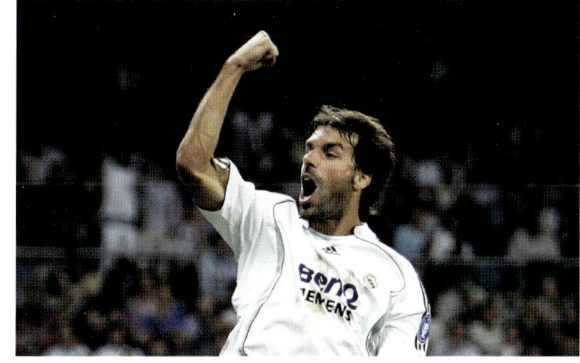

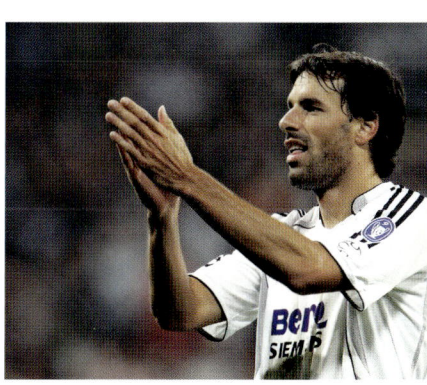

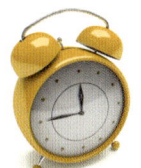

Garzeit
10 Min.

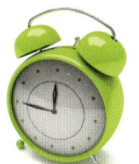

Zubereitungszeit
10 Min.

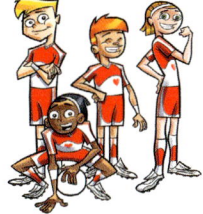

Für
4
Kinder

Eine Kinderportion enthält durchschnittlich:

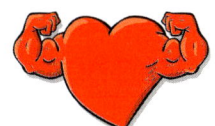

Brennwert	319 kj
	77 kcal
Eiweiß	7 g
Kohlenhydrate	2 g
Fett	5 g

Steven Gerrard

Meine Lieblingszutaten?

Fisch,

Nudeln,

Hühnchen,

Salat,

Gemüse ...,

vorallem
Tomaten!

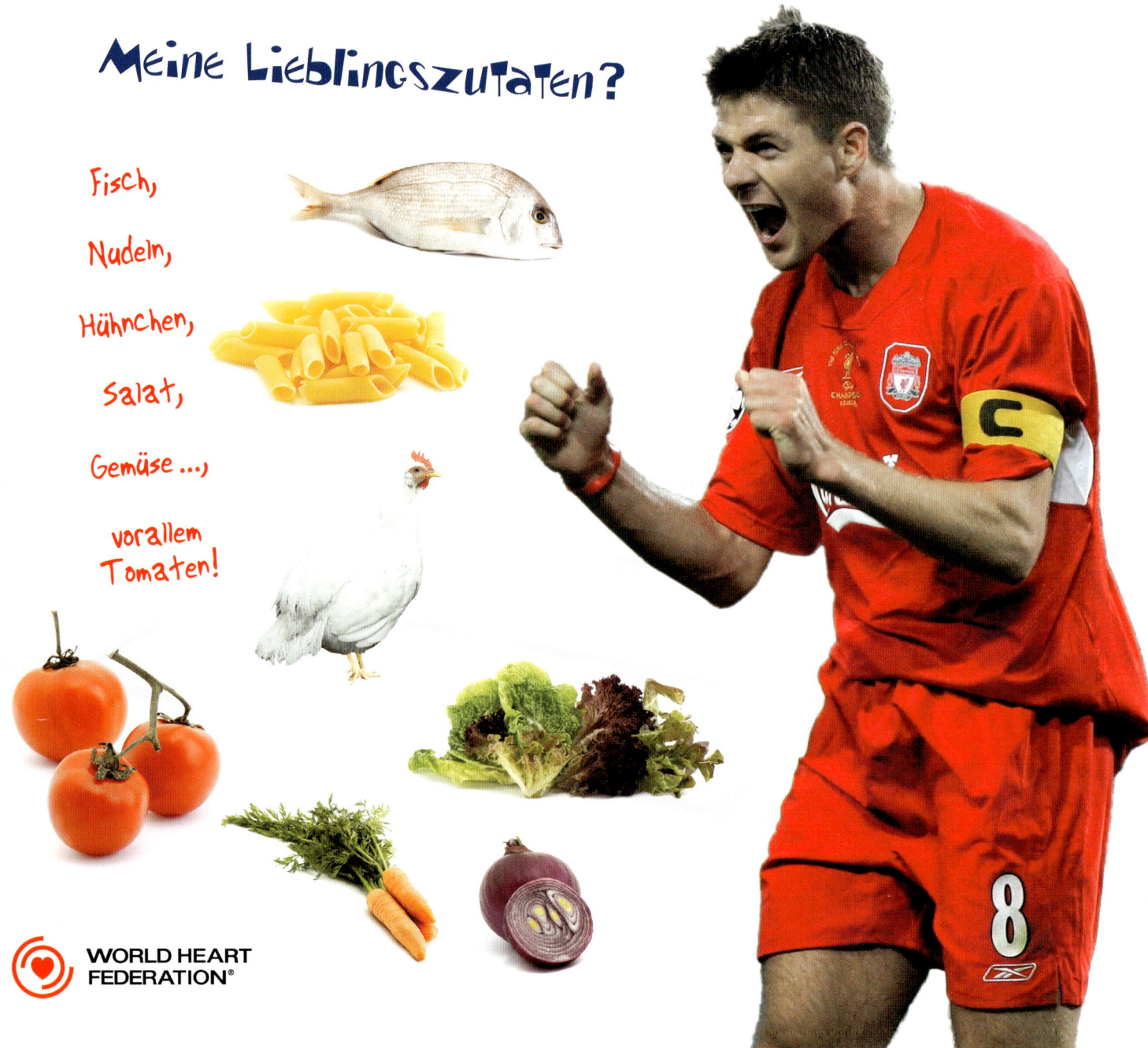

WORLD HEART
FEDERATION®

Mein Lieblingsobst?

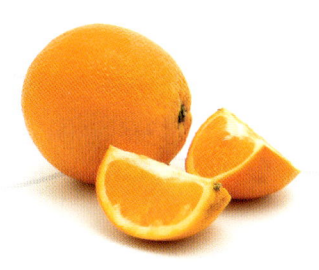
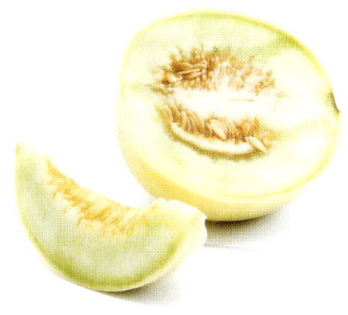
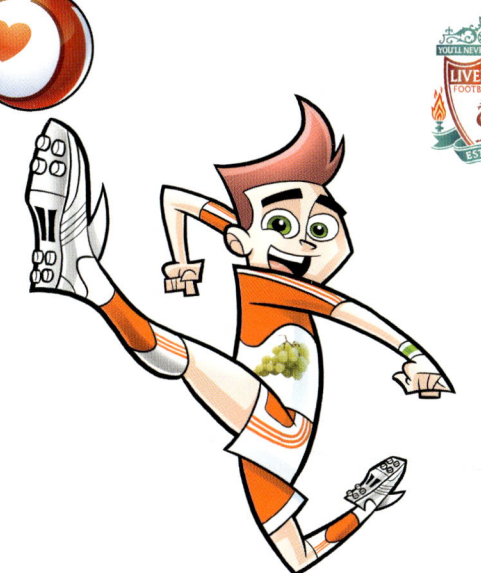

Orangen,

Mandarinen,

Melone

und Trauben.

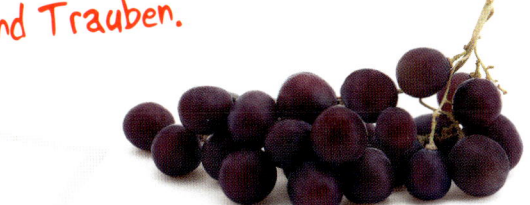

Meine Lieblingsgetränke?

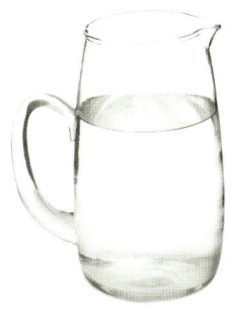
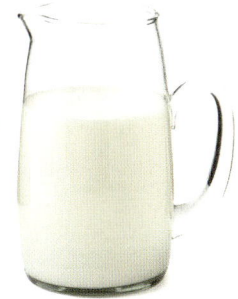

Wasser und Milch

Wenn du alle diese gesunden Nahrungsmittel isst, **spielst du richtig gut!**

Fußball ist eine tolle Art, fit und gesund **zu** bleiben.

Wasser ist ganz wichtig für gesunde Ernährung und bei Bewegung.

we care

Seebrasse mit Kräutern
Steven Gerrard

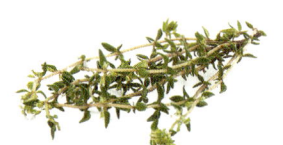

Frischer Thymian
1 kleiner Zweig, gehackt

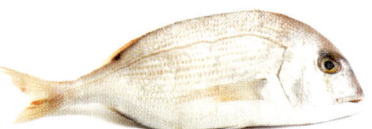

Weiße Seebrasse
2 Filets

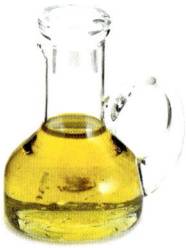

Olivenöl
3 EL

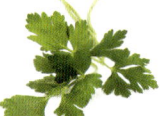

Frische glatte Petersilie
1 Zweig, gehackt

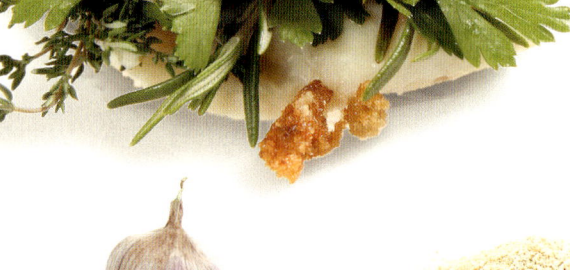

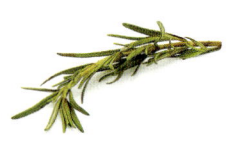

Frischer Rosmarin
1 EL, kleingehackt

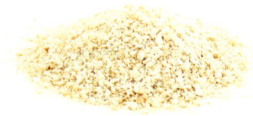

Knoblauchzehen
2, geschält und geschnitten

Paniermehl
40 g

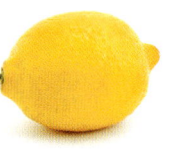

Zitrone
1, ausgepresst

Ofen auf 180°C vorheizen.

1 Knoblauchzehe kleinhacken
und mit Rosmarin, Petersilie
und Thymian mischen.

Kräuter zwischen die
Fischfilets geben, Fisch
in eine Auflaufform legen,
würzen und mit Paniermehl
bestreuen, Olivenöl, Zitronensaft, 2 EL Wasser und
1 Knoblauchzehe verrühren.

Die Marinade über den Fisch
gießen und 20 Min. backen.

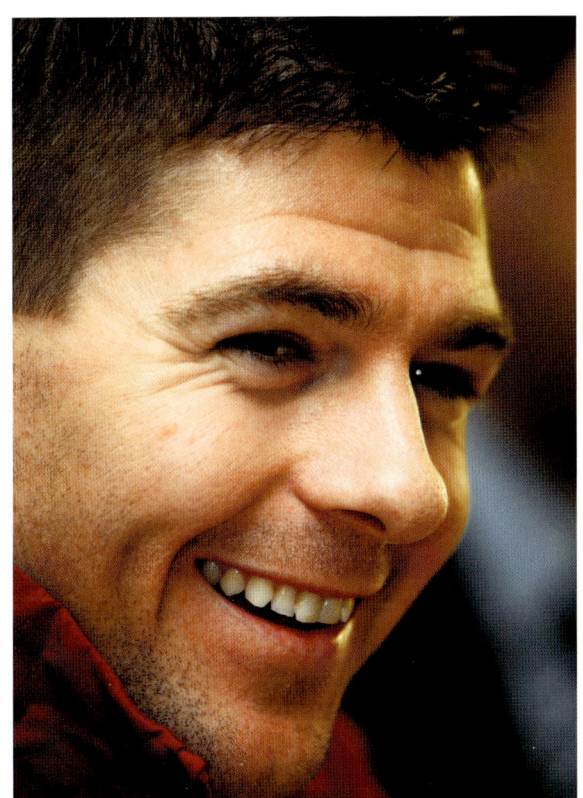
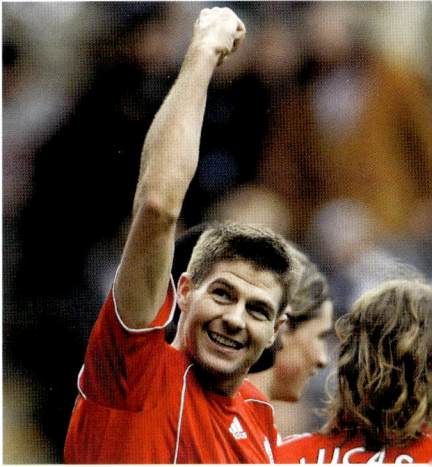
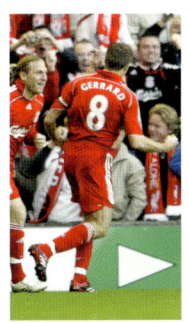
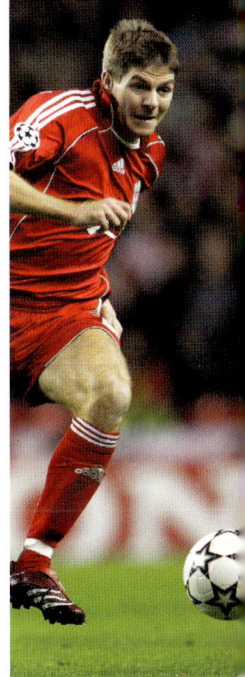
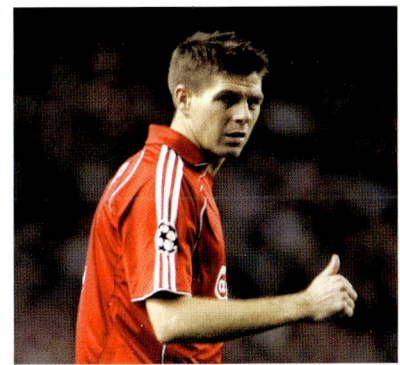
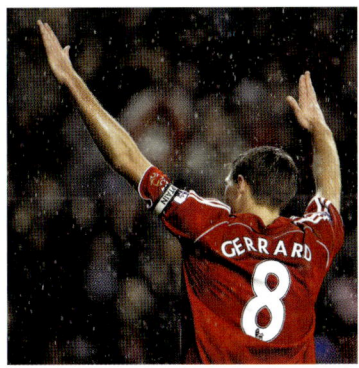

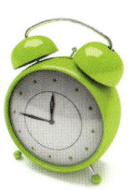
Garzeit
20 Min.

Zubereitungszeit
12 Min.

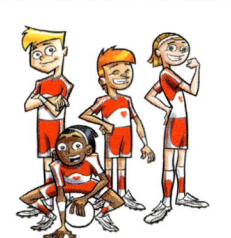

Für
4
Kinder

Eine Kinderportion
enthält durchschnittlich:

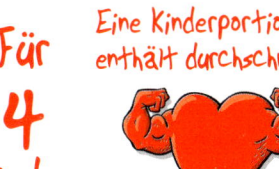

Brennwert	710 kj
	170 kcal
Eiweiß	12 g
Kohlenhydrate	8 g
Fett	10 g

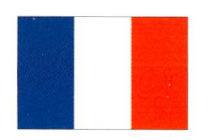

Thierry Henry

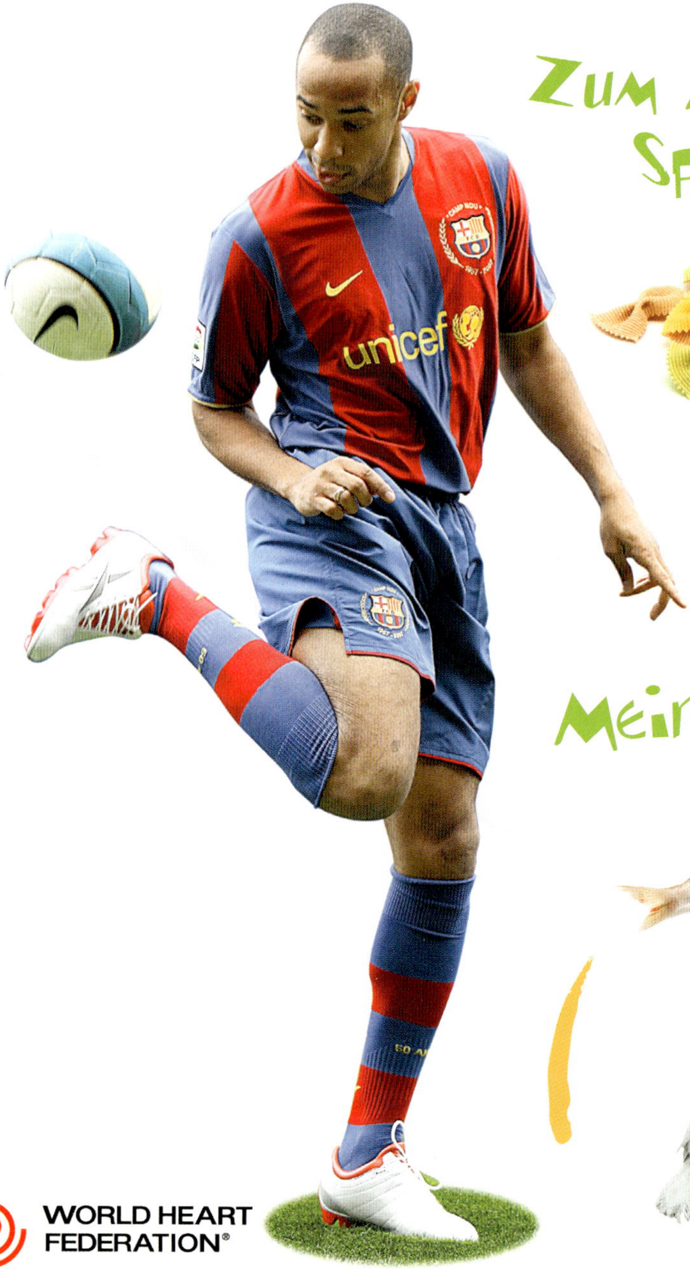

Zum Mittagessen vor einem Spiel esse ich gerne:

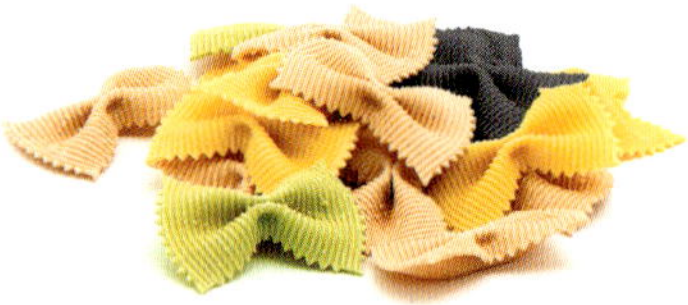

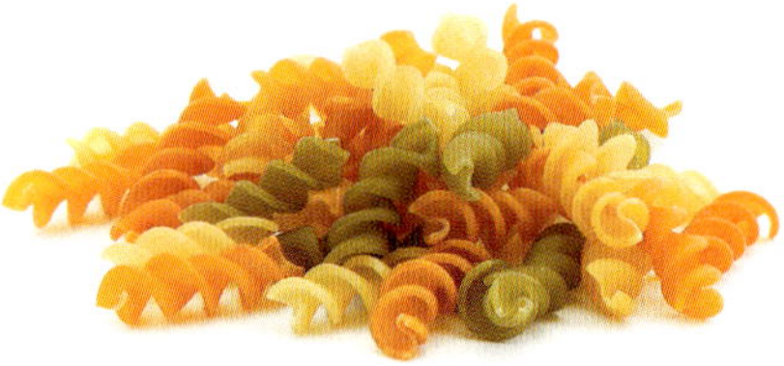

jede beliebige Art von Nudeln

Meine Lieblingszutaten?

Fisch,
Pasta und
Hühnchen

WORLD HEART FEDERATION®

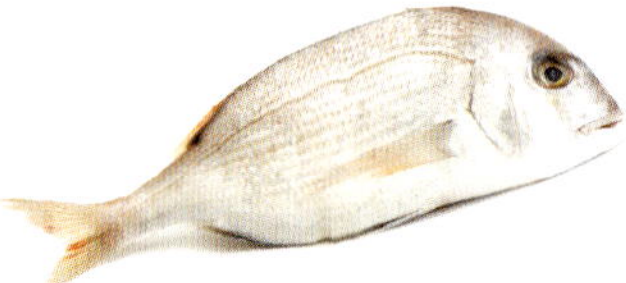

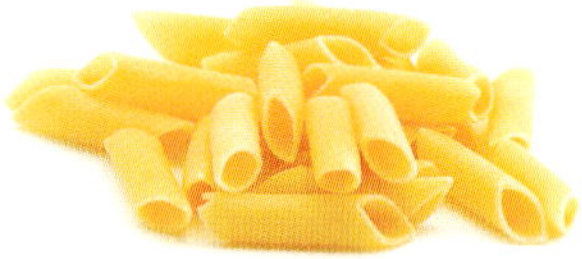

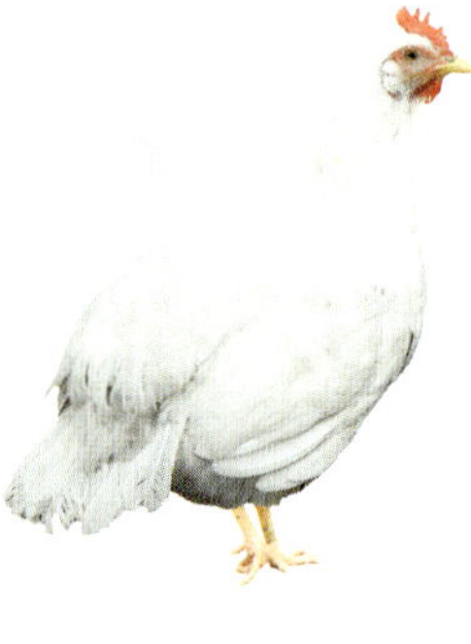

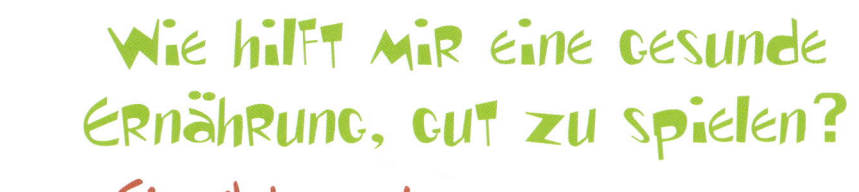

Wie hilft mir eine gesunde Ernährung, gut zu spielen?

Sie gibt mir die Energie, die ich brauche.

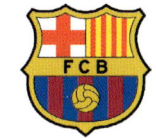

Zur Erfrischung mag ich:

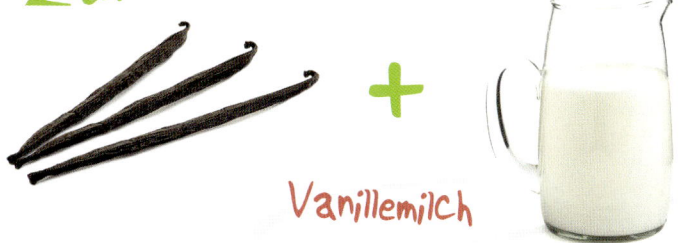

+

Vanillemilch

63

Wer kocht mein Lieblingsessen?

meine Mutter

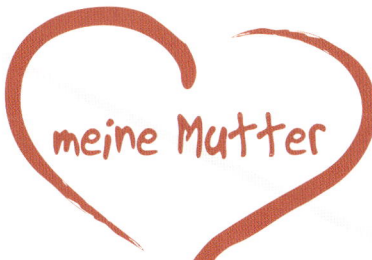

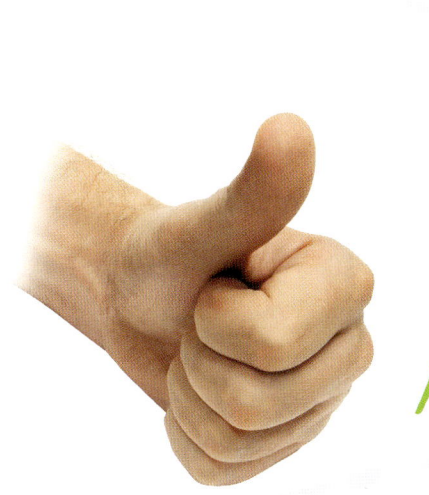

Meine Kochkünste?

Ich koche gerne italienisch.

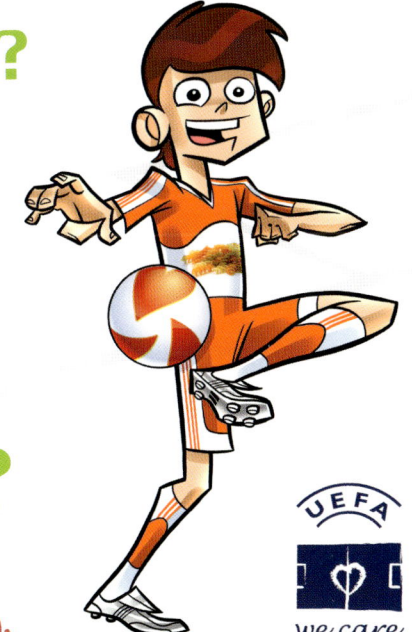

Kubanischer Reis
Thierry Henry

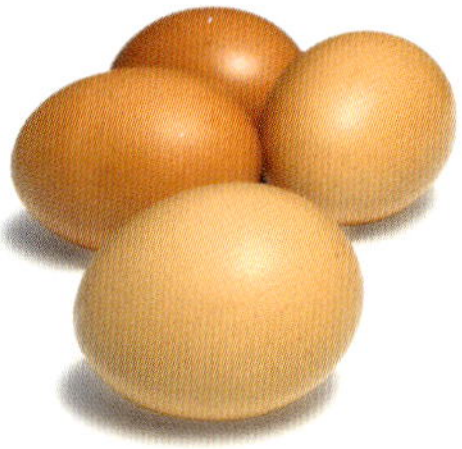

Eier
4, Spiegeleier

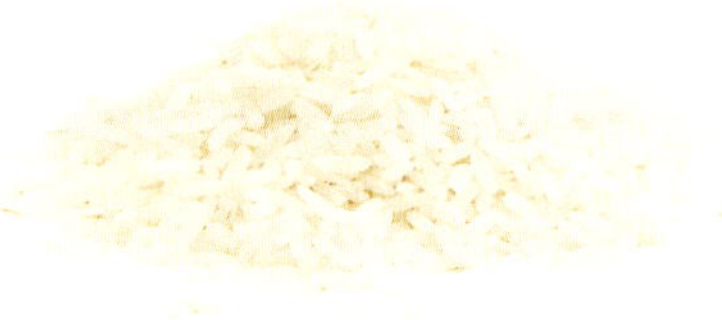

Weißer Reis
160 g

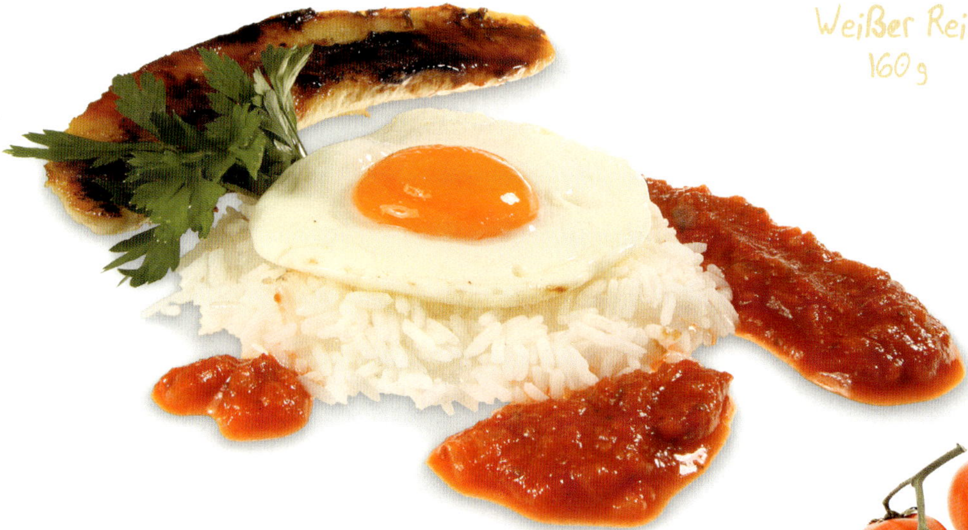

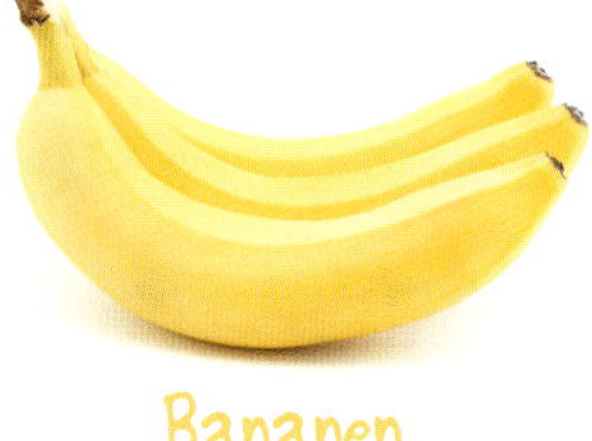

Bananen
2 große, in Scheiben geschnitten

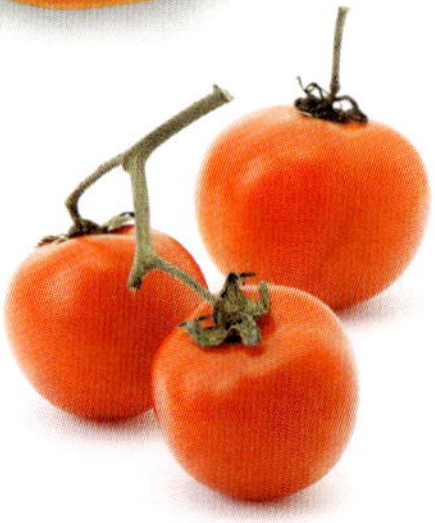

Tomatensauce
400 g, Dose oder Glas
deiner Lieblingssauce

Doppelt so viel Wasser wie Reis in einen Topf mit Deckel geben, zum Kochen bringen und auf geringer Hitze köcheln, bis das Wasser aufgesaugt und der Reis durch, aber nicht zu weich gekocht ist.

Tomatensauce erhitzen.

Bananen von jeder Seite ein paar Minuten lang braten.

Etwas Olivenöl in einer kleinen Bratpfanne erhitzen. Die Eier an deren Rand aufschlagen und vorsichtig ins heiße Öl gleiten lassen. Auf einer Seite anbraten, Ei wenden und auch auf der anderen Seite leicht anbraten.

Die Portionen mit den Eiern anrichten.

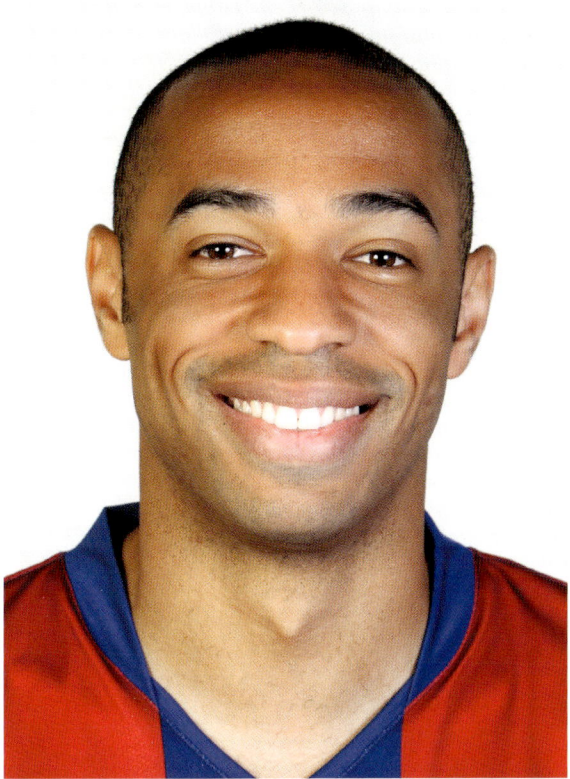

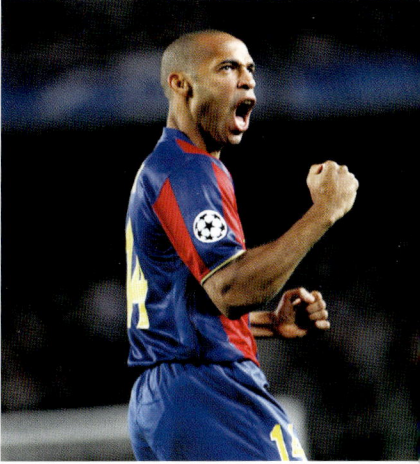

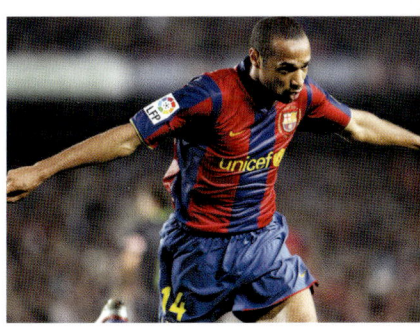

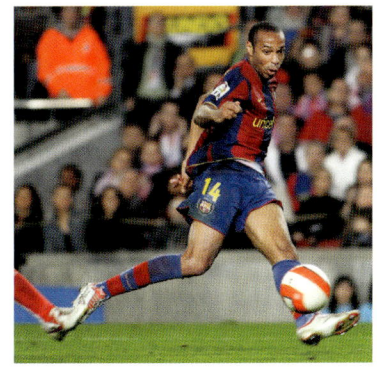

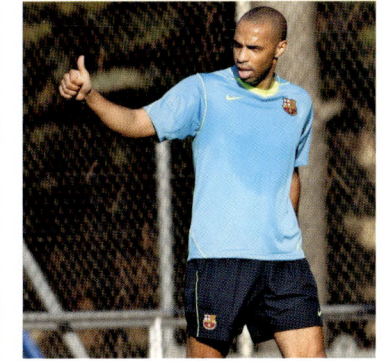

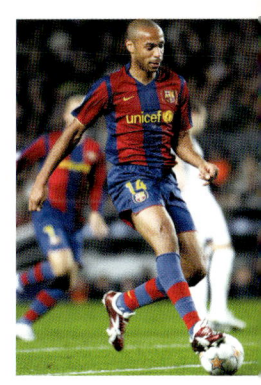

Garzeit
8 Min.

Zubereitungszeit
10 Min.

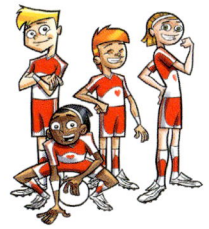

Für 4 Kinder

Eine Kinderportion enthält durchschnittlich:

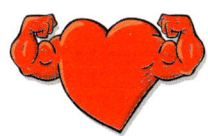

Brennwert	1489 kj
	353 kcal
Eiweiß	12 g
Kohlenhydrate	53 g
Fett	12 g

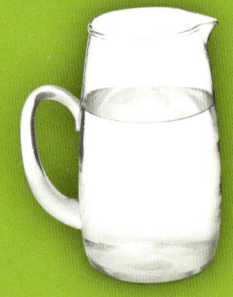
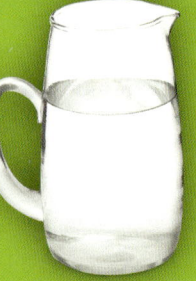
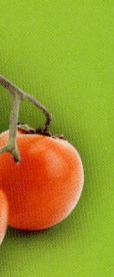
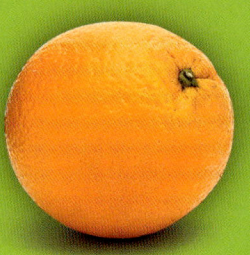
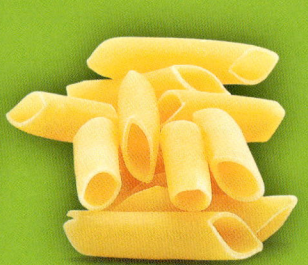
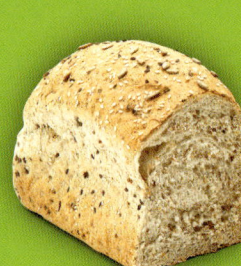

Wasser

Gemüse

Obst

Pasta, Reis, Kartoffeln

Zerealien, Brot

Ernährungs-Tipps

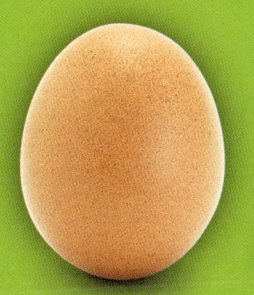

Eier, Hülsen-Früchte, Nüsse, Körner

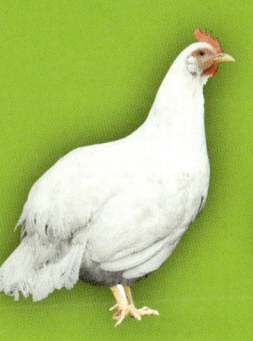

Fisch, Hühnchen, Fleisch

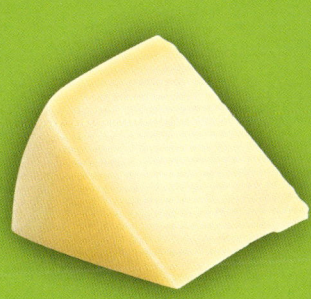

Milch, Joghurt, Käse

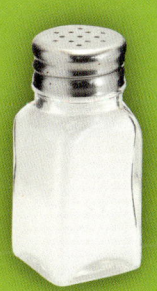

Fett, Zucker, Salz

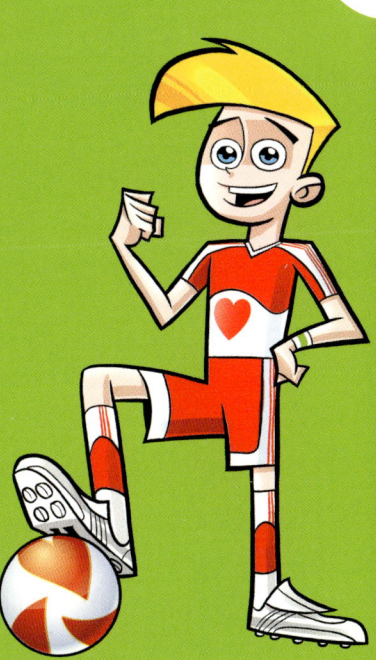

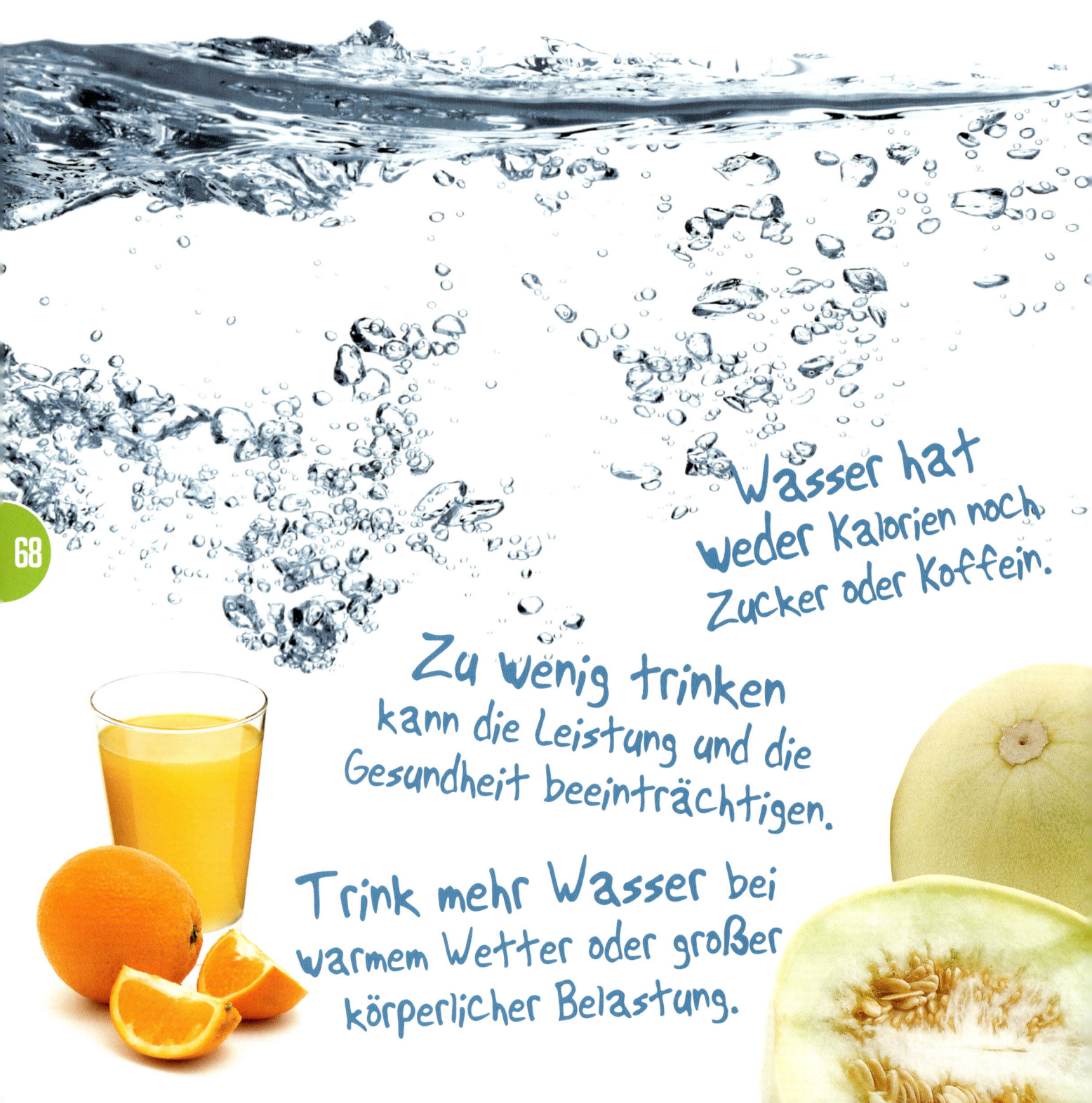

68

Wasser hat weder Kalorien noch Zucker oder Koffein.

Zu wenig trinken kann die Leistung und die Gesundheit beeinträchtigen.

Trink mehr Wasser bei warmem Wetter oder großer körperlicher Belastung.

WASSER

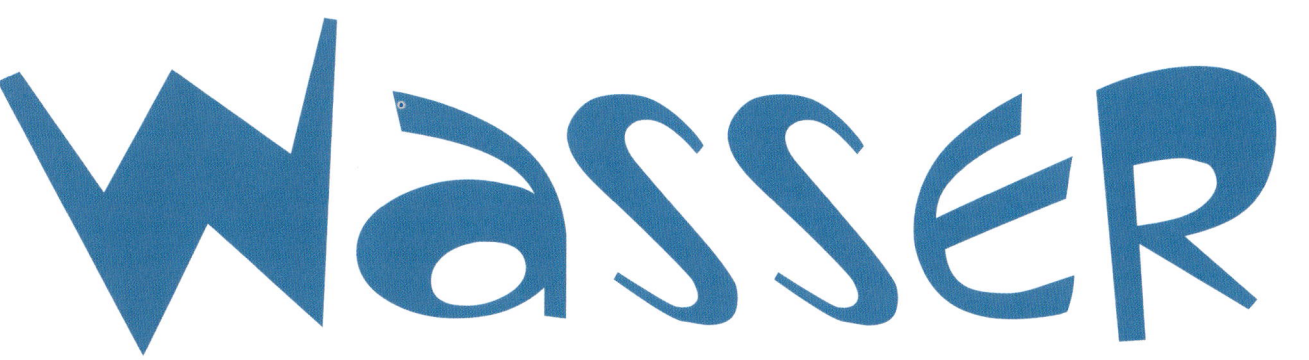

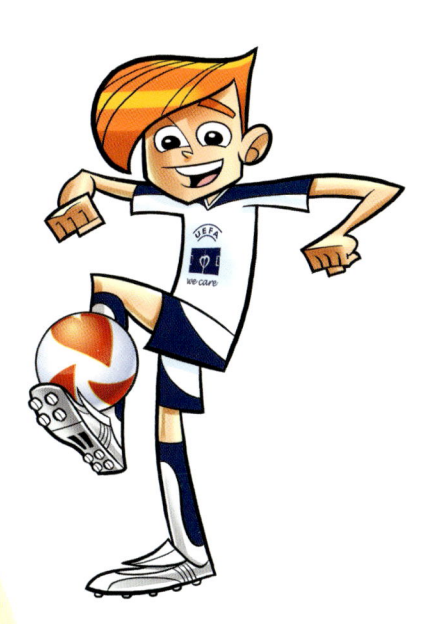

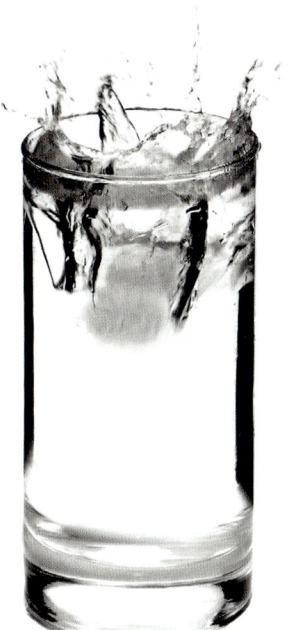

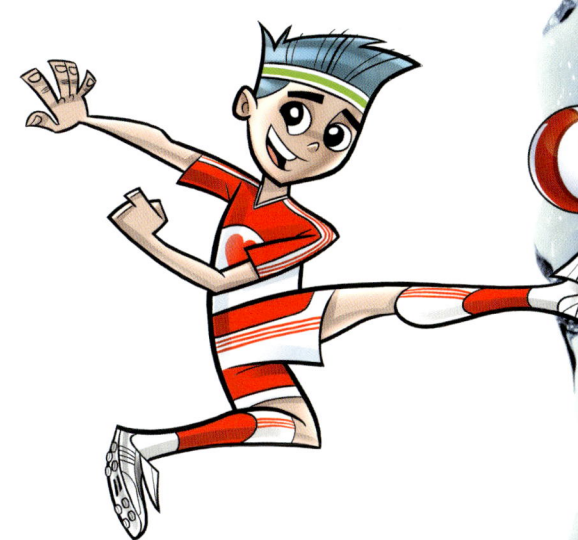

Trink regelmäßig Wasser.

Trink nicht so häufig zuckerhaltige Getränke mit vielen Kalorien und Koffein.

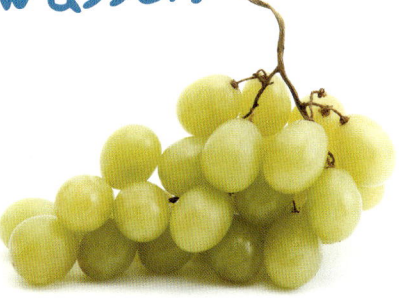

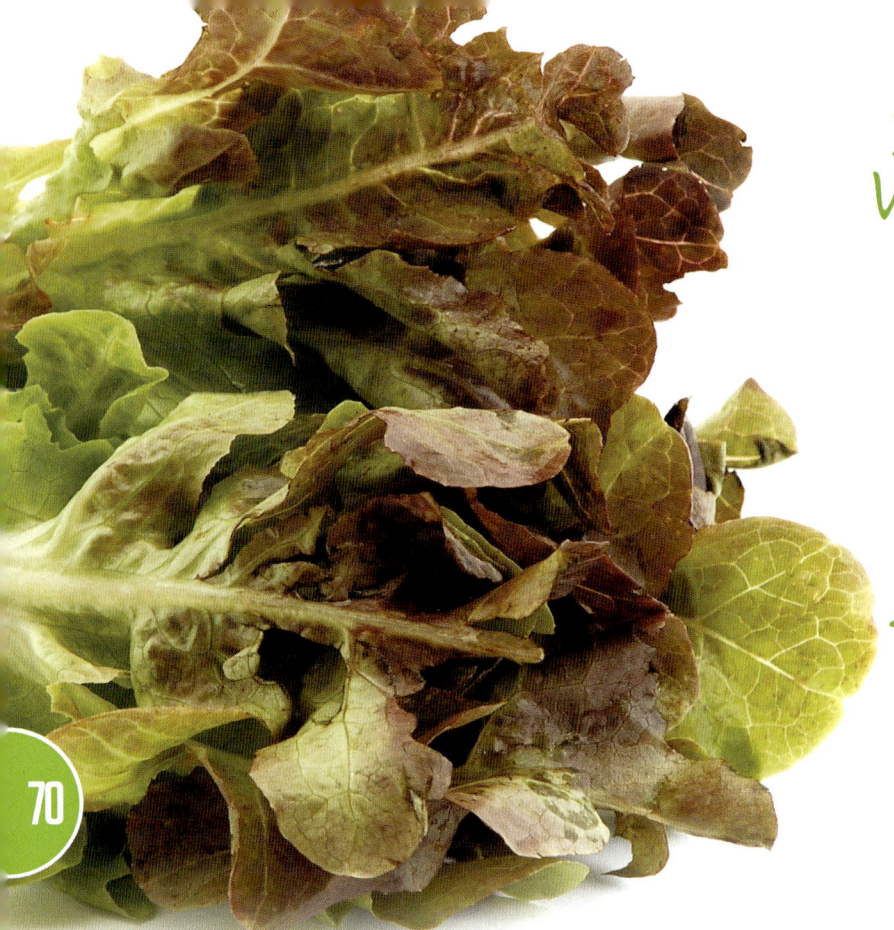

Iss verschiedene Farben!
Versuch mal dunkelgrün
und orange.

5-mal am Tag Obst
und Gemüse essen, dann
fühlst du dich gut –
und siehst gut aus!

Hält den Körper
gesund und fit.

Genieß das frische
Gemüse der Saison.

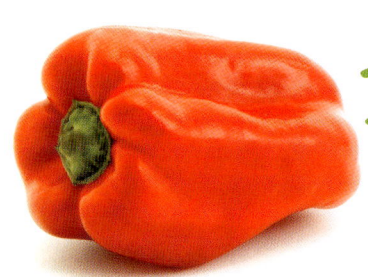

Iss ein oder zwei Gemüsesorten
bei jeder Mahlzeit.

GEMÜSE

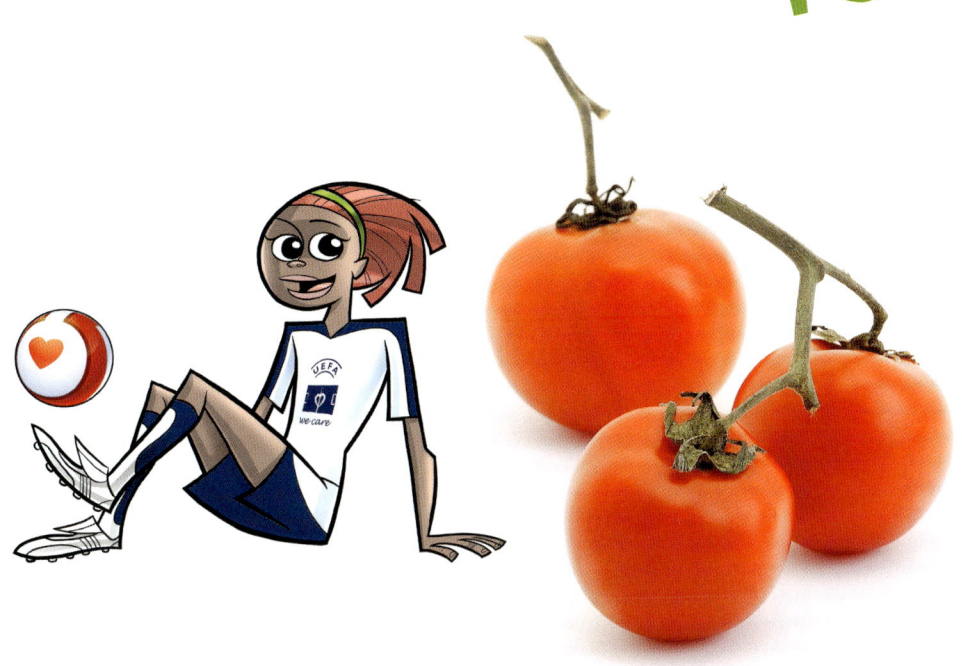

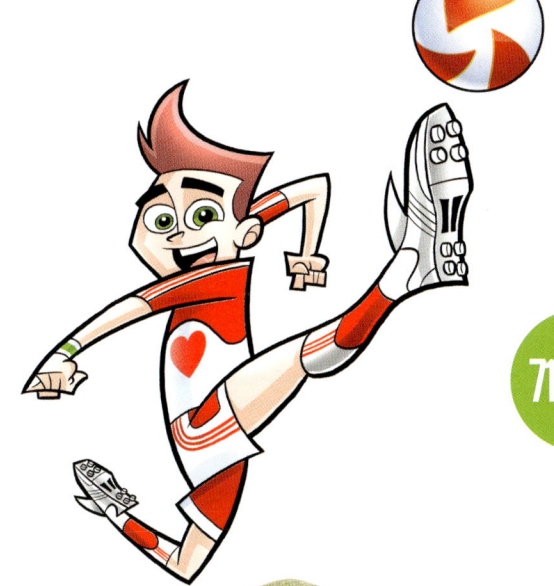

Gemüse als Rohkost

in Eintopfgerichten   in Saucen

für Aufläufe   eingerollt in

in Pitas   Tortillas

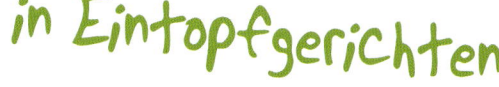

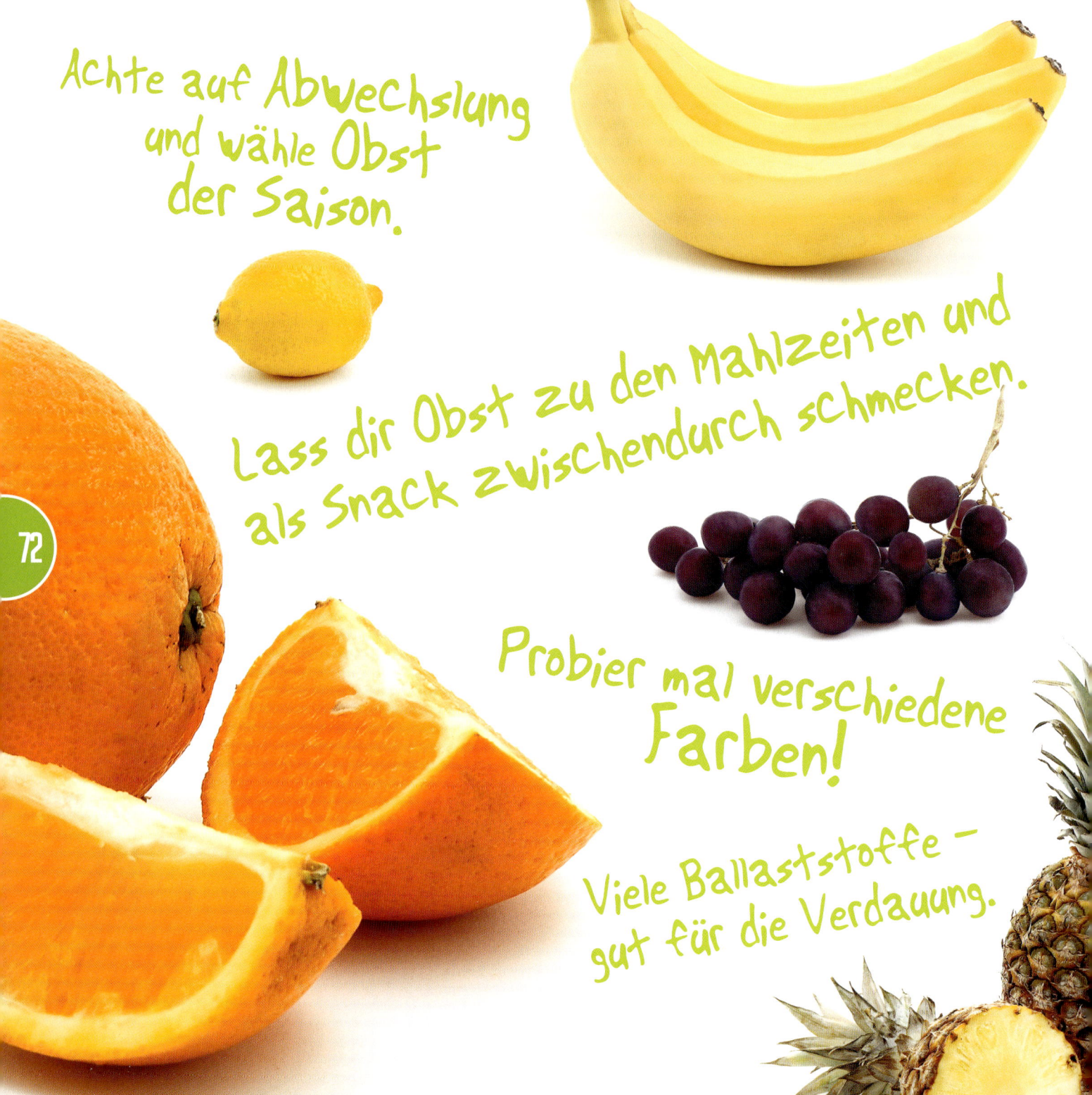

Achte auf Abwechslung und wähle Obst der Saison.

Lass dir Obst zu den Mahlzeiten und als Snack zwischendurch schmecken.

Probier mal verschiedene Farben!

Viele Ballaststoffe – gut für die Verdauung.

72

Obst

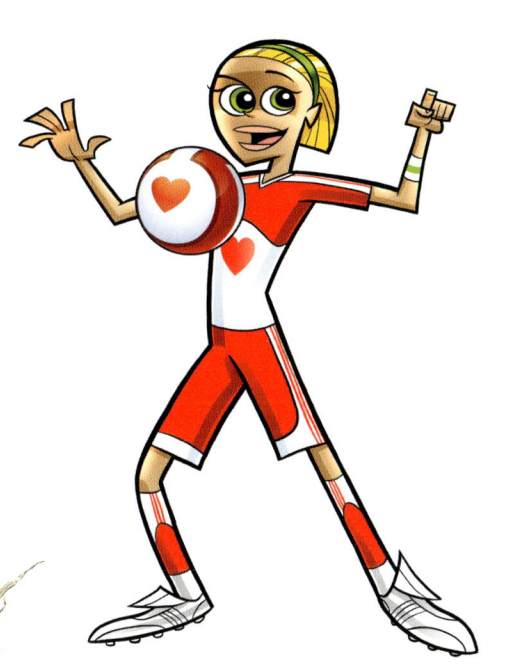

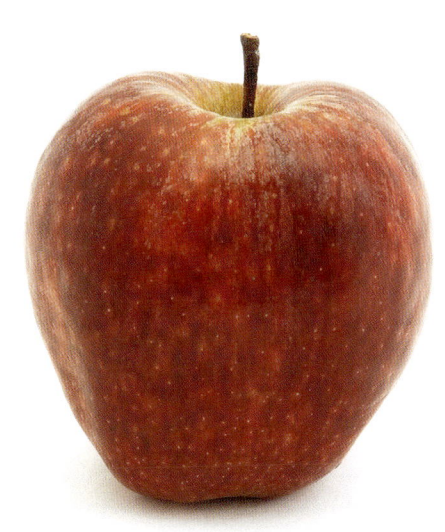

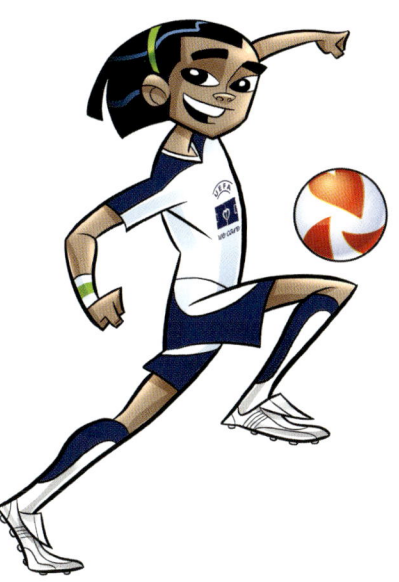

5-mal am Tag Obst und Gemüse essen, dann fühlst du dich gut – und siehst gut aus!

Sei kreativ:
frisch, getrocknet, als Saft, als Obstsalat!

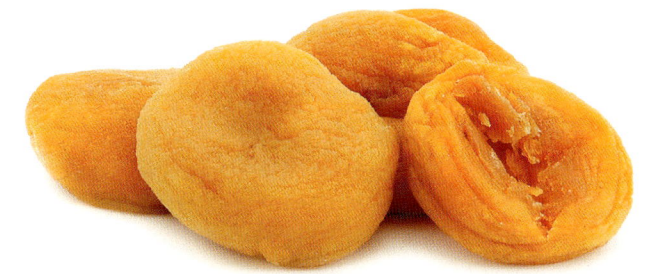

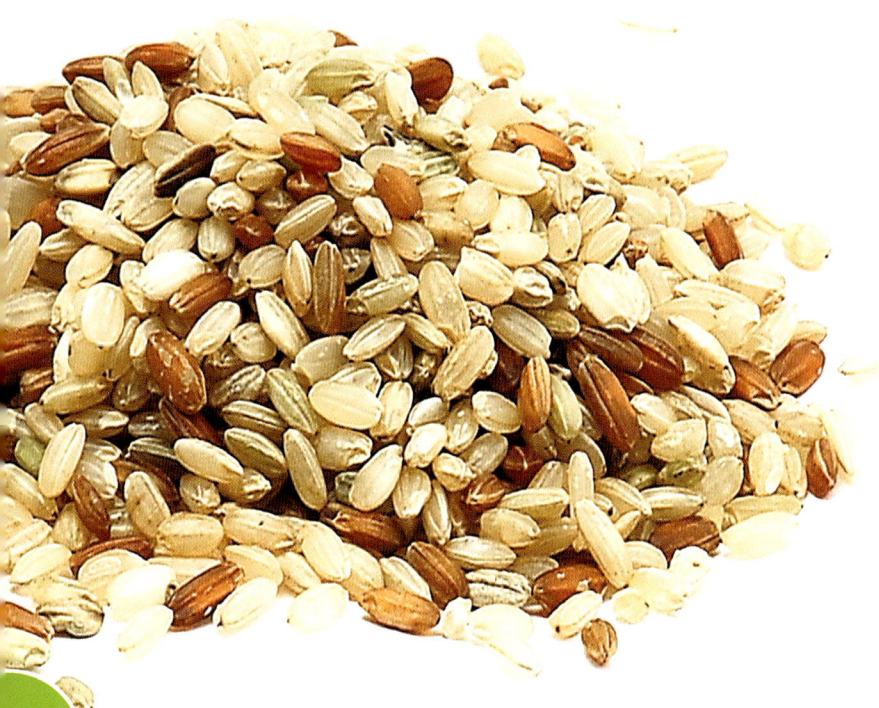

Machen satt und

stecken voller Energie.

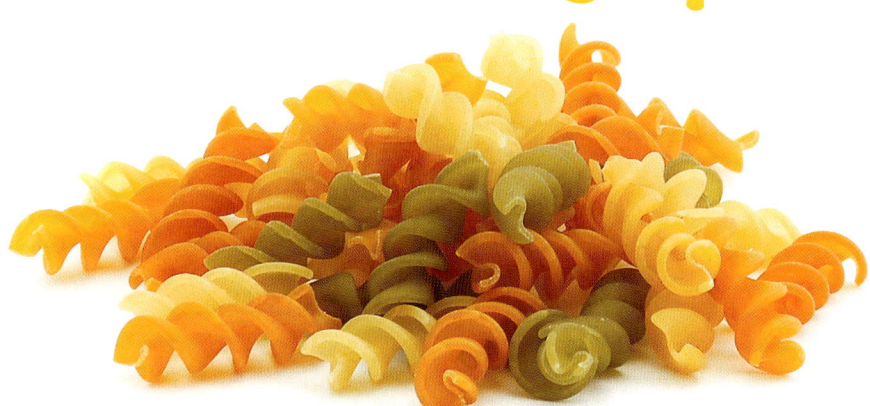

Pommes Frites
– nur gelegentlich als Leckerei.

Pasta, Reis, Kartoffeln

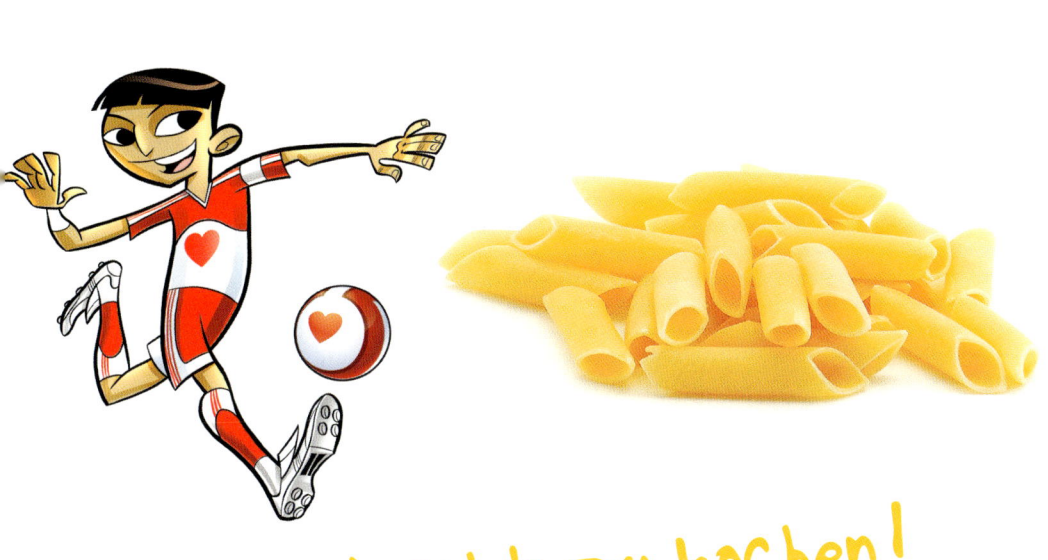

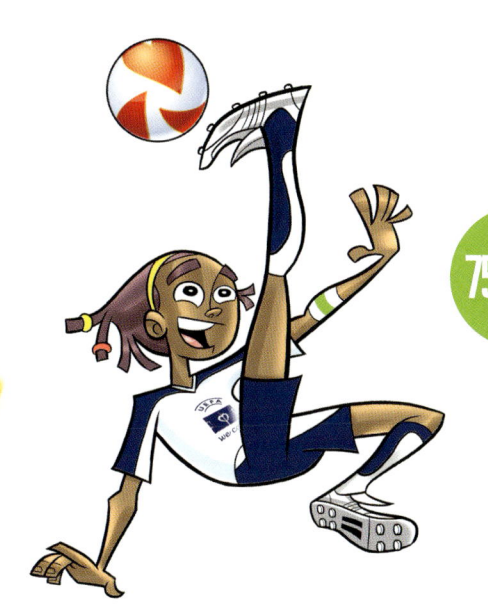

Leicht zu kochen!

als Salat   als Pfannengerichte

als Eintopfgerichte

für Aufläufe

mit Saucen

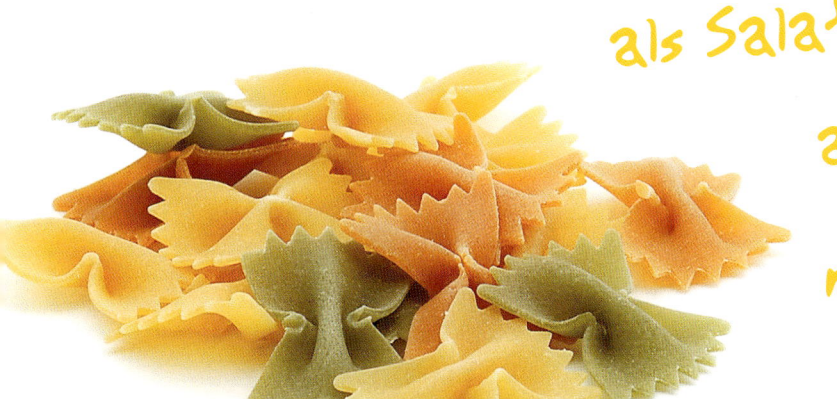

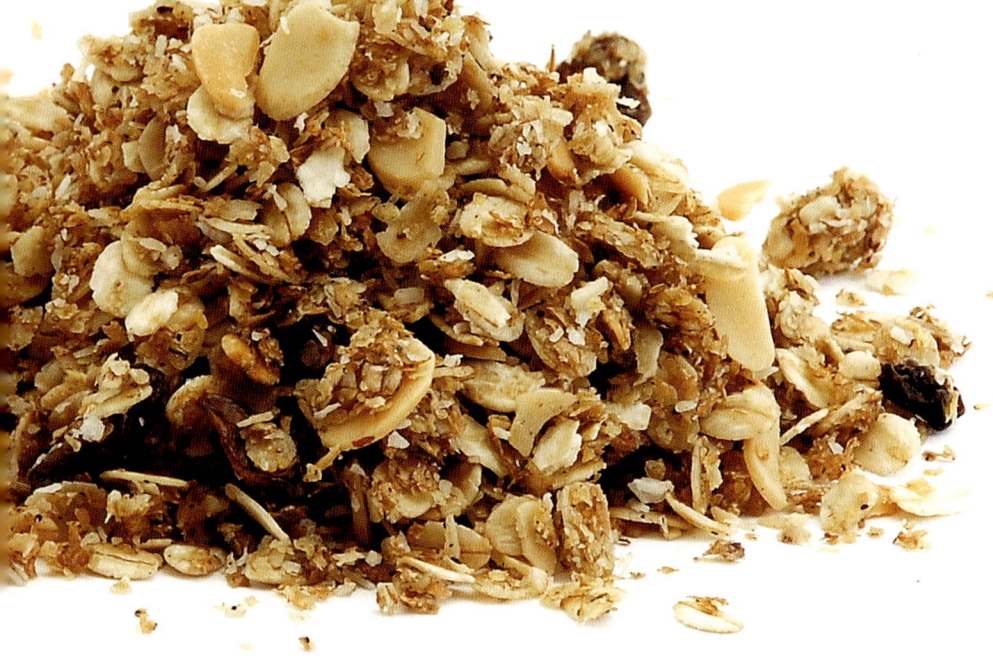
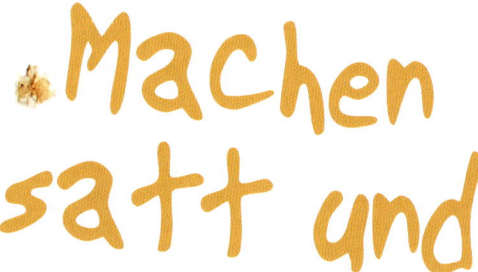

Machen satt und

stecken voller Energie.

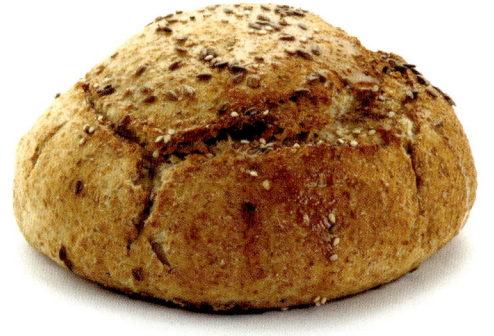

Vollkornbrot und -zerealien für besonders viele Ballaststoffe.

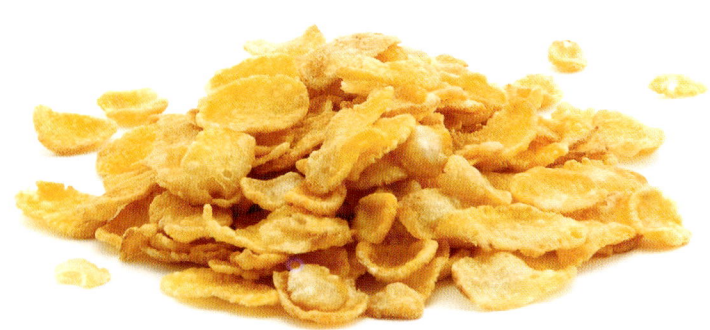

Zerealien, Brot

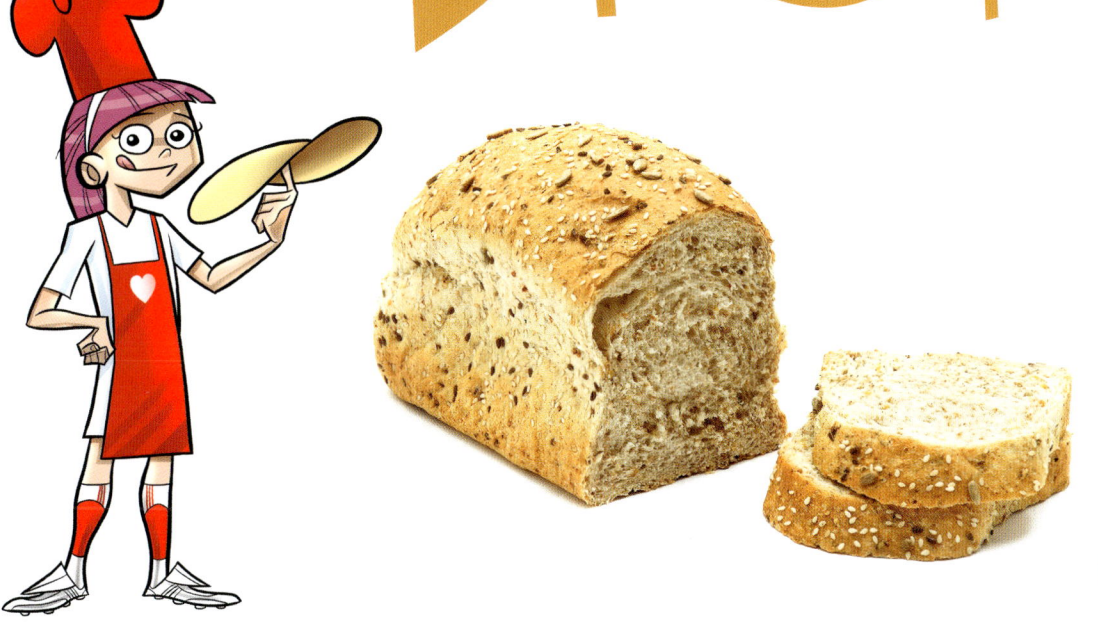

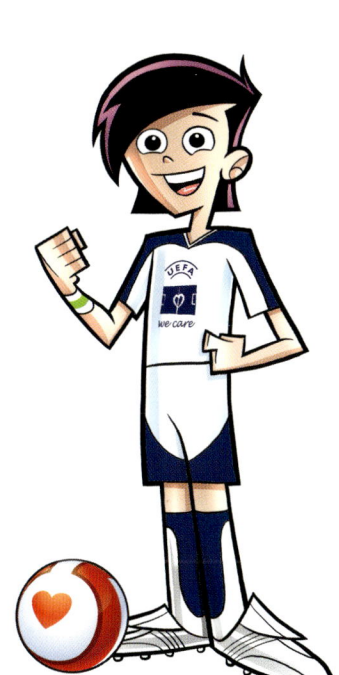

Probier mal verschiedene Arten von Brot und Zerealien:

leichte Mahlzeiten

Snacks

Frühstück

Haferbrei im Winter

Helfen dir
beim Wachsen
und sind

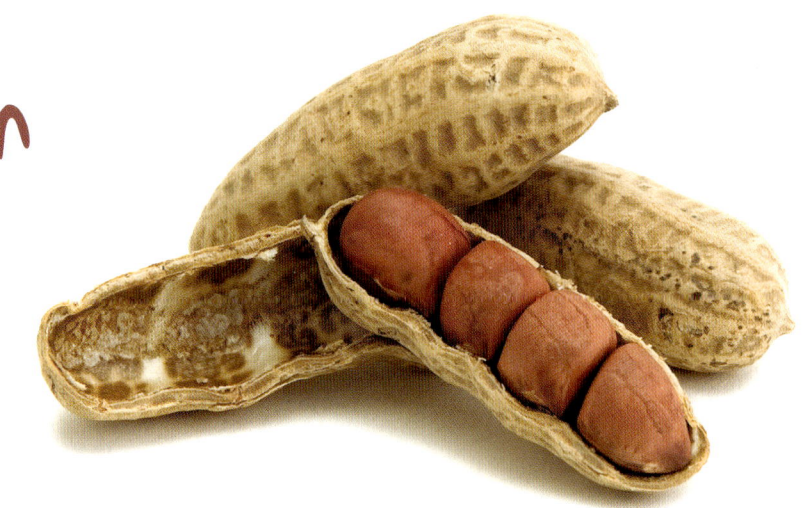

leicht zuzubereiten!

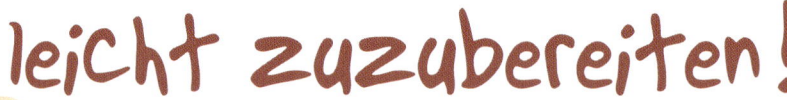

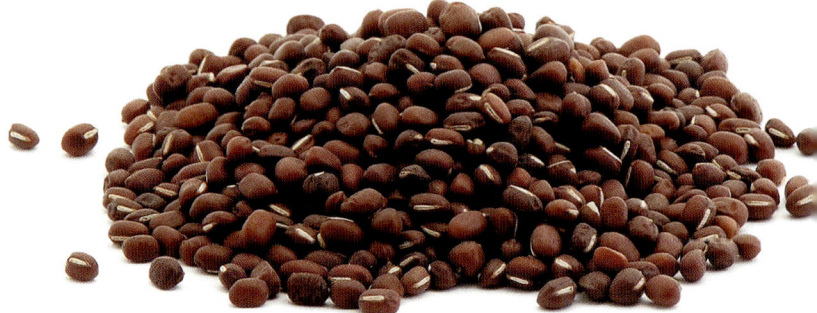

Nimm öfter mal Hülsenfrüchte, Nüsse,
Körner oder Tofu anstelle von Fleisch.

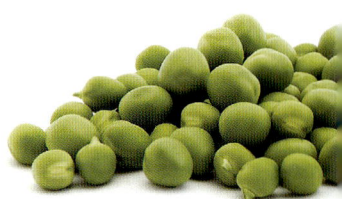

Eier, Hülsen-Früchte, Nüsse, Körner

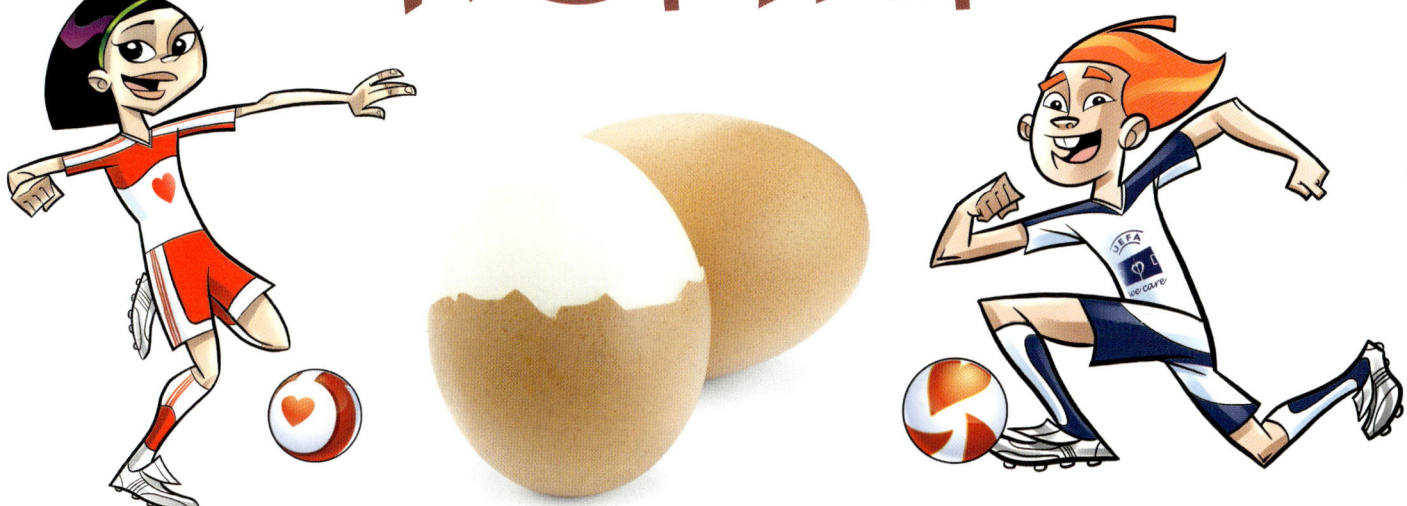

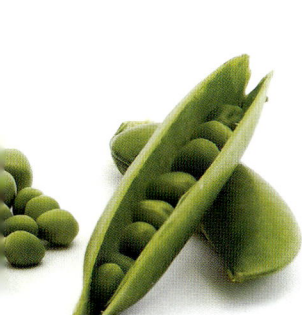

Eier können ein richtig **gesundes** Essen sein.

als gesunde Snacks, in Salaten, in Aufläufen, zum Frühstück.

Bauen Körper und Blut auf!

Iss Geflügel ohne die Haut.

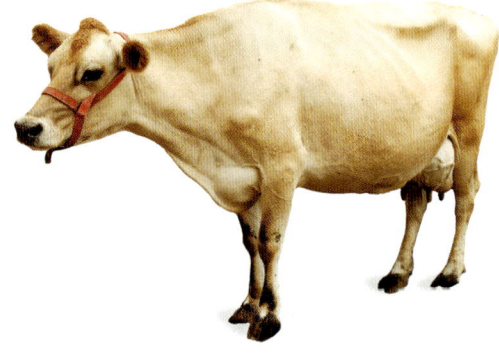

fetter Fisch = sehr gesund

Probier mal Sardinen auf Toast.

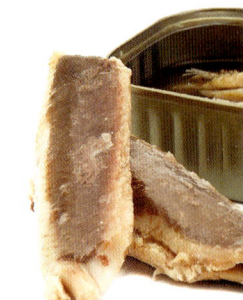

Iss regelmäßig Fisch.

Nimm mageres Fleisch.

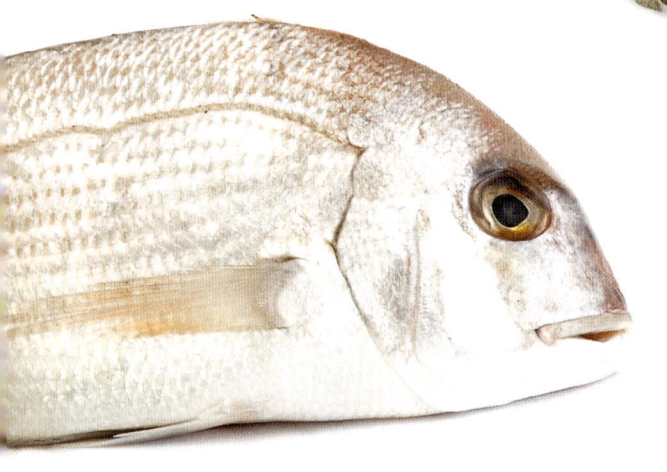

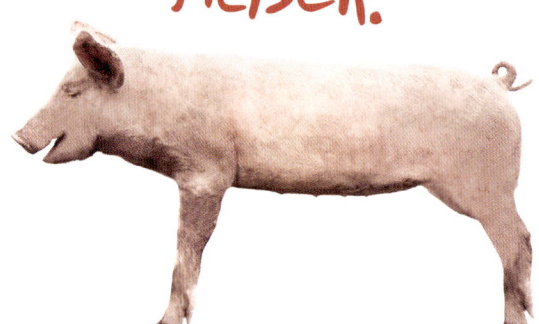

Fisch, Hühnchen, Fleisch

Vorsicht –
Fleischprodukte können
sehr viel Fett haben!

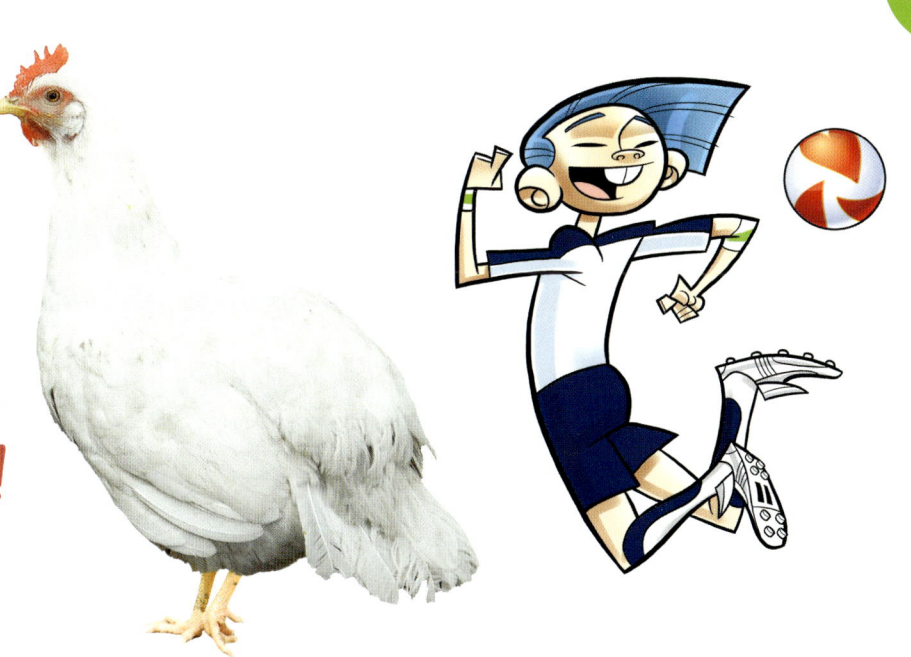

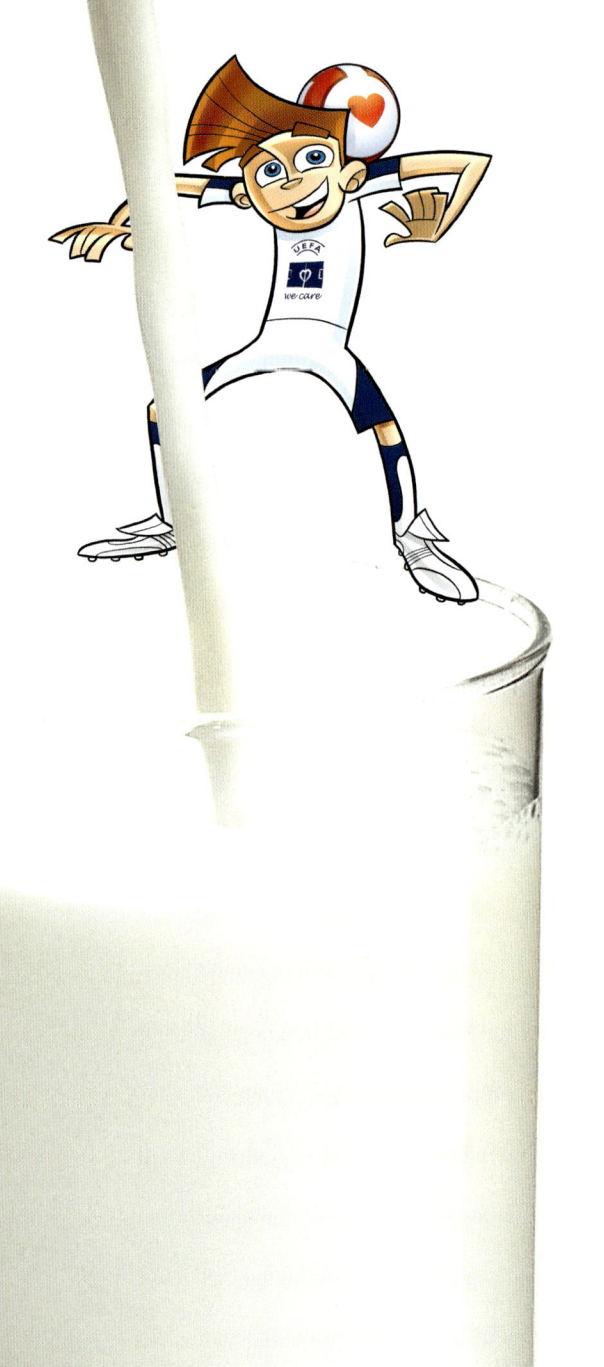

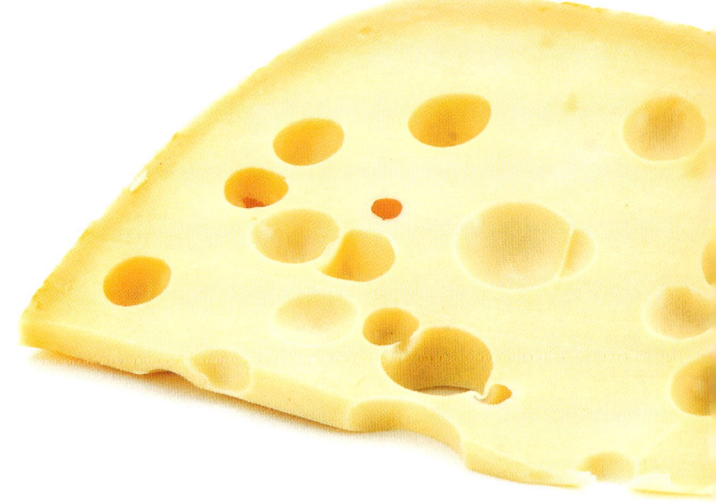

Der Fettgehalt kann sehr unterschiedlich sein – nimm fettarme Milchprodukte oder iss kleine Portionen.

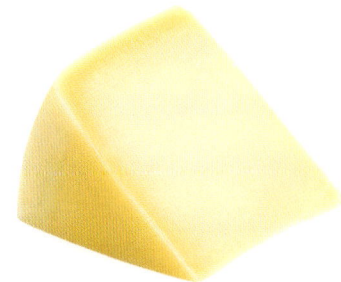

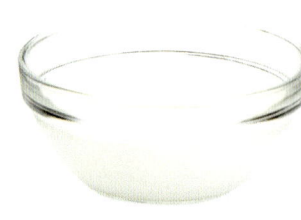

Echt wichtig für gute Knochen und Zähne.

Milch, Joghurt, Käse

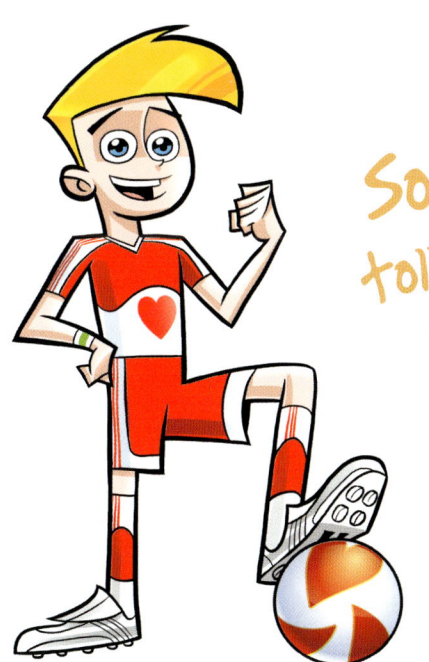

Sojamilch – eine tolle Alternative zu Milchprodukten.

Snacks

Getränke

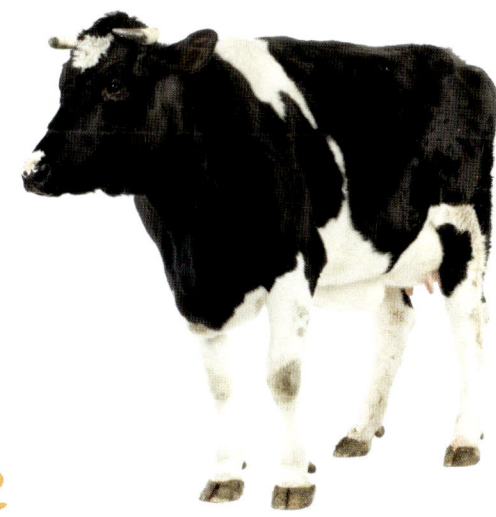

Diese Nahrungsmittel enthalten viel **Fett, Zucker und Salz,** aber wenig andere Nährstoffe, die der Körper braucht.

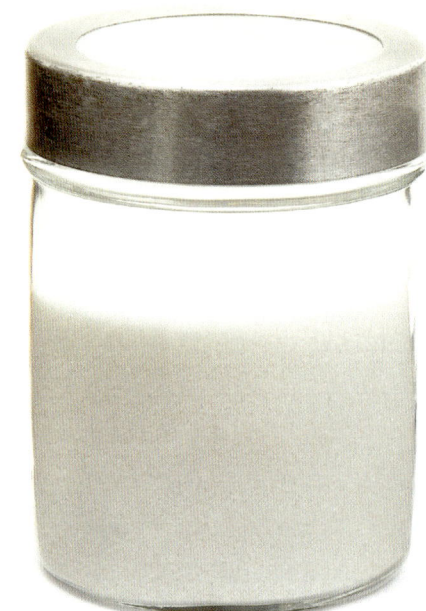

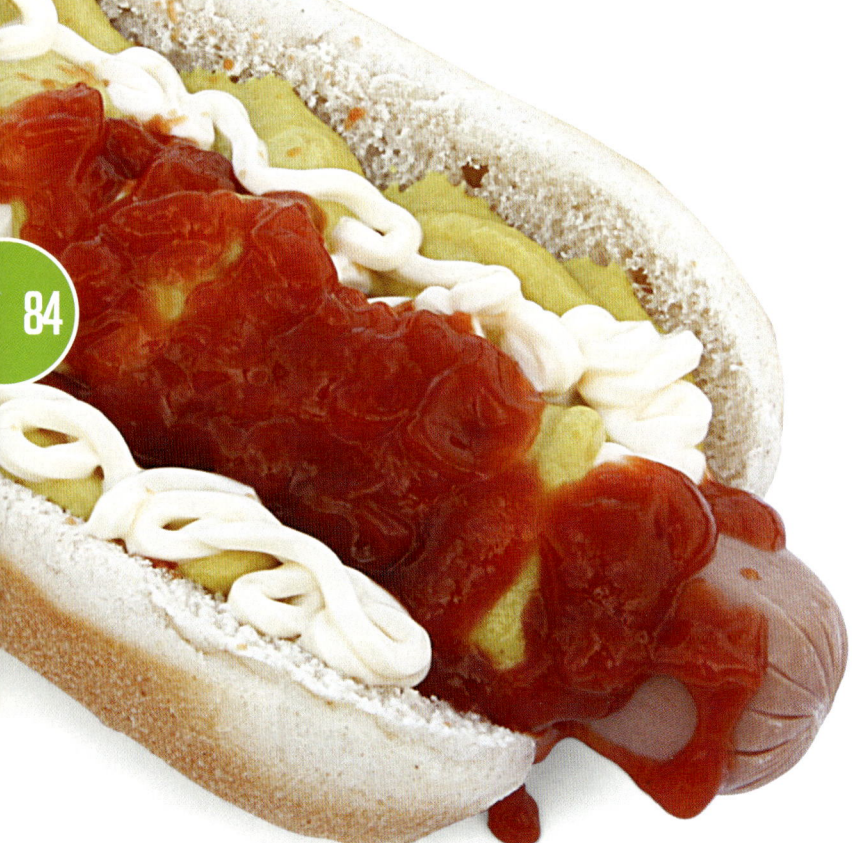

84

Man nimmt leicht **zu viel** von diesen **kalorienreichen Nahrungsmitteln zu sich** — achte darauf, wie viel du davon isst!

Sie helfen dir NICHT, fit und in Top-Form zu bleiben.

Nahrungsmittel und Getränke mit viel Fett, Zucker und Salz

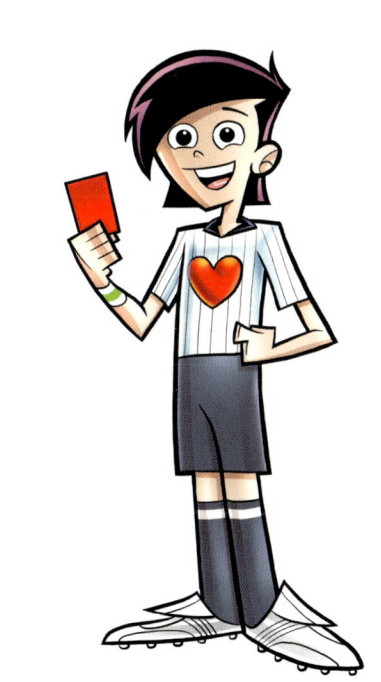

Du brauchst das Essen nicht **zusätzlich zu** salzen.

Kontrolliere die Packungsaufschriften: Manche Lebensmittel enthalten viel Salz und Zucker!

DAS TEAM VON Kochen mit Kick!

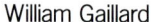

William Gaillard
UEFA, Direktor Kommunikation
Auftraggeber

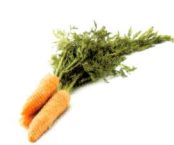

Alexei Tarsey
Koch, Fabrica 23, Palma

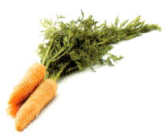

Patrick Gasser
UEFA, Manager Fussball und soziale Verantwortung
Projektverantwortlicher

Paul Lafferty
Koch

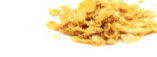

Jonathan Hill
UEFA, Leiter Büro Brüssel
Projektberater

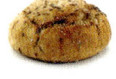

George Whetter
Koch

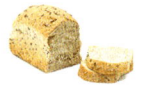

Helen Alderson
World Heart Federation, Leitende Geschäftsführerin
Projektberaterin

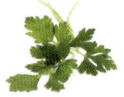

Diego Rodriguez
Designkoordination

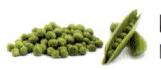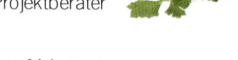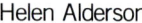

Graham Minton
World Heart Federation, Direktor Corporate Relations
Projektberater

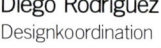

Esteban Lopez
Layout-Design

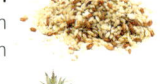

Mark Schumacher
Projektleiter Konzipierung und Lancierung

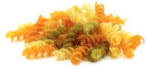

Bruno Ferrari
Zeichner

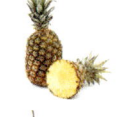

Russell Stevens
Autor *Kochen mit Kick!*
Inhalt und Designkonzept

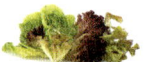

Gabriel Dante Macri
Online-Präsentation

Rupert Daniels
World Group Media, Geschäftsführer
Vertriebsberater Großbritannien

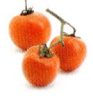

Steven Russell
Fotografien Gerichte

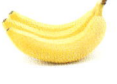

Kathy Cowbrough
World Heart Federation, Ernährungswissenschaftlerin

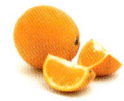

Cesar Capaso
Fotografien Gerichte

Dr. Franchek Drobnic
Gesundheitsberater

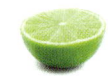

UEFA-Sprachdienste
Übersetzung

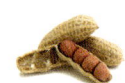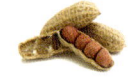

Dr. Luis Serratosa
Gesundheitsberater

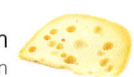

Mary-Laure Bollini
UEFA, Markenmanagement

Susanne Pollatschek
UEFA, Rechtsberatung

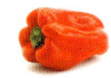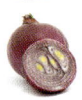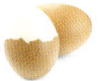

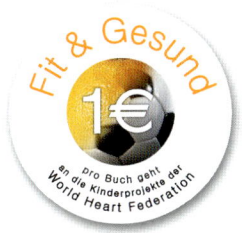

Fit & Gesund

1€

pro Buch geht
an die Kinderprojekte der
World Heart Federation

Der Fußball animiert seit langem Menschen jeden Alters und beiderlei Geschlechts dazu, Sport zu treiben und sich um einen gesunden Lebensstil zu bemühen. Doch damit nicht genug: Nun bemüht er sich auch noch darum, dass die Menschen sich gut ernähren.

Fit & gesund: Die UEFA spendet pro verkauftes Exemplar von *Kochen mit Kick!* 1 Euro an Projekte der World Heart Federation, mit denen Kinder dazu gebracht werden sollen, mehr Sport zu treiben.